Cómo superar la ansiedad

I0112513

Biblioteca Enrique Rojas

Enrique Rojas

Cómo superar la ansiedad

*La obra definitiva para vencer el estrés,
las fobias y las obsesiones*

ESPASA

Obra editada en colaboración con Editorial Planeta – España

© Enrique Rojas, 2014

Diseño de la portada: Booket / Área Editorial Grupo Planeta
Ilustración de la portada: Shutterstock

© 2014, Editorial Planeta, S. A. – Barcelona, España

Derechos reservados

© 2025, Editorial Planeta Mexicana, S.A. de C.V.
Bajo el sello editorial BOOKET M.R.
Avenida Presidente Masarik núm. 111,
Piso 2, Polanco V Sección, Miguel Hidalgo
C.P. 11560, Ciudad de México
www.planetadelibros.com.mx

Primera edición impresa en España en colección Booket: octubre de 2022
ISBN: 978-84-670-7855-8

Primera edición impresa en México en Booket: noviembre de 2025
ISBN: 978-607-39-3655-2

Impreso en los talleres de Corporación en Servicios Integrales de Asesoría
Profesional, S.A. de C.V.,
Calle E #6, Parque Industrial Puebla 2000, C.P. 72225, Puebla, Pue.
Impreso en México – *Printed in Mexico*

Biografía

Enrique Rojas es catedrático de Psiquiatría y Psicología Médica y director del Instituto Rojas-Estapé de Psiquiatría de Madrid. Ha sido Premio Extraordinario del Doctorado por un trabajo de investigación sobre el suicidio. Premio Conde de Cartagena de la Real Academia de Medicina de Madrid. Médico Humanista del Año en España. Premio Pasteur de la Asociación Europea de Competitividad por su trayectoria clínica. Sus libros ofrecen dos vertientes: los clínicos, dedicados a la depresión, la ansiedad y las crisis de pánico, los trastornos de la personalidad y las enfermedades obsesivas; y los libros humanísticos y de ensayo, centrados en la voluntad, la inteligencia, las crisis de pareja o la felicidad. Ha vendido cerca de tres millones y medio de libros. Su obra ha sido traducida a numerosos idiomas, desde el inglés hasta el ruso, pasando por el alemán, el italiano, el portugués o el polaco. Ha impartido conferencias en distintas ciudades del mundo, desde Madrid y Barcelona hasta Buenos Aires, Lima, México, Santiago de Chile o Guayaquil, pasando por Londres, Múnich, Milán, Roma, Viena, Nueva York, Sídney o Vancouver.

ÍNDICE

*Para Marian e Isabel, que seguirán
mis pasos en la clínica*

La ansiedad del hombre de hoy

Se puede afirmar sin temor a exagerar que el *mundo se ha psicologizado*. Cualquier análisis de la realidad que se precie va a descansar sobre elementos psicológicos. ¿Por qué? ¿Qué ha pasado para que se haya operado este cambio tan marcado? ¿Cuáles podrían ser las claves que expliquen este fenómeno? No se puede dar una respuesta sencilla que resuma todo lo que está sucediendo. Son muchos los factores que han originado esta instalación en el campo de la psicología de una gran parte de la humanidad.

Para relacionar esto hay que señalar las luces y sombras de nuestra época actual. Tenemos haber y debe positivo y negativo. Por una parte están los grandes avances alcanzados, las cimas a las que ha accedido el hombre en estos últimos años. El despegue de la *ciencia* moderna, la acelerada *tecnificación*, que nos ha permitido conquistar metas hasta ahora insospechadas, la *revolución informática*, que es capaz de simplificar los sistemas de ordenación y procesamiento de datos. También hay que subrayar la denominada *revolución de las comunicaciones*: ya no hay distancias en el mundo y en pocas horas nos plantamos en el otro extremo de la Tierra; esto era hace tan solo unos años algo impensable. De otro lado, se han despertado muchas conciencias dormidas, tales como los derechos humanos, la democratización de una gran mayoría de países que viven en libertad y la progresiva preocupación por la justicia social, que ha llevado a una equidad mayor por un lado y a la existencia de una clase media cada vez más sólida y estable por otro. Los altos niveles de confort y bienestar han cambiado la vida del ser humano de nuestros días, sobre todo si lo comparamos con el de principios de este siglo o si nos remontamos a la última etapa del siglo XIX. Hay que señalar también, en este balance positivo, la riqueza cultural de la actualidad, que va desde la música a la literatura, pasando por la pintura, la escultura, la ordenación de nuevos y grandes museos... La conciencia ecológica, que demuestra una nueva sensibilidad por la naturaleza, los espacios verdes y su posible degradación y, además, la nivelación o paridad de la consideración hombre/mujer: se está superando el machismo tradicional y se avanza hacia un feminismo bien entendido, que respeta y valora la condición femenina, y que reconoce que la mujer no puede estar discriminada en tareas intelectuales, políticas, artísticas, docentes, etc.

Pero en la cultura occidental actual hay sombras importantes. Algunas insospechadas, sorprendentes. Los *-ismos* más importantes son los siguientes: de un lado, el *materialismo*: solo cuenta aquello que es tangible, que se toca y se ve; es como el destino casi último de la sociedad de la abundancia. Junto a él se alinea el *hedonismo*, que pone como bandera fundamental el placer y el bienestar. Ambos nos dan una mezcla muy singular. Solo cuenta la posesión y el disfrute de unos bienes materiales que, por muy abundantes que sean, siempre terminan dejando insatisfecho el corazón humano. De ahí brotará una *vivencia de la nada*, que está muy cerca de lo que supone la experiencia de la ansiedad. Materializado el ser humano en sus aspiraciones más profundas, terminará deslizándose hacia una nueva decadencia.

Hay que subrayar también, como puntos negativos, la permisividad: no hay cotas, ni lugares prohibidos; hay que atreverse a todo, hay que probarlo todo, curiosear todos los rincones y recovecos de la intimidad humana. Hay que ir cada vez más lejos: llegar a lo inaudito y sorprendente, bordeando territorios antes vedados, y ser así cada vez más audaces e innovadores. Es importante también el *relativismo* que ha ido llevando a un marcado *subjetivismo*: todos los juicios son flotantes, todo depende de algo, como en una especie de cadena de conexiones; todo es relativo. Se produce así una absolutización de lo relativo. Además, el *consumismo*: esta es una nueva forma de liberación. Estamos destinados a consumir: objetos, cosas superfluas, información, revistas, viajes, relaciones; se trata de tener cosas. La pasión por consumir. Hay a nuestro alrededor un exceso de reclamos, tirones, estímulos, y decimos que sí a casi todos ellos. De aquí surge un nuevo hombre: embotado, repleto de cosas, pero vacío interiormente. Va a ir siguiendo la ruta de la ansiedad, que terminará en una forma especial de melancolía e indiferencia.

Y salta otro dato en este inventario de factores: la *deshumanización*. Ha venido de la mano de la ciencia y de la técnica. El hombre tecnificado se desdibuja, pierde apoyo y consistencia, y llega a posponer el valor del ser humano como tal. Nunca a lo largo de la historia nos habíamos preocupado tanto del hombre como ahora y, a la vez, nunca había estado este tan olvidado, tan cosificado, tan reducido a objeto. La sociedad actual vive en una permanente contradicción: dice una cosa y hace la contraria; predica unas teorías y en la práctica pone en juego otras muy distintas. Entramos así en una cierta *masificación*: gregarismo, todos decimos lo mismo, los mismos tópicos y lugares comunes. Así se alcanza una nueva cima desoladora y terrible: la socialización de la inmadurez, que va a definirse por tres notas muy especiales: la desorientación, es decir, el no saber a qué atenerse, el carecer de criterios firmes, el flotar sin brújula, el ir poco a poco a la deriva; la inversión de los valores, esto es, una nueva fórmula de vivir, el atreverse a diseñar la vida con unos esquemas brillantes y descomprometidos, pero sin fuerza, en una especie de ejercicio circense parecido al «más difícil todavía», pero en aras de una libertad voceada y ruidosa; y, en tercer lugar, el vacío espiritual, que no comporta ni tragedia ni apocalipsis.

Como vemos, la ansiedad va surgiendo de aquí y de allá en este recorrido analítico. Pero hay más aspectos que caracterizan esta cultura occidental de nuestros días y que no quisiéramos pasar por alto. Hay que mencionar la *exaltación del erotismo y la pornografía* inflados y a la carta: el ser humano queda rebajado, envilecido, reducido a la categoría de objeto. Es el sexo-máquina: orgía repetitiva y sin misterio. Se consume sexo. Y, al final, asoma de nuevo un vacío que es hartura y cansancio del ejercicio del sexo trivializado, convertido en un bien de consumo sofisticado. Los mercaderes del sexo ofrecen sus mercancías, atreviéndose cada vez a ir más lejos, a llegar casi al límite de la destrucción de lo más humano del hombre.

Nihilismo que se define en versión inglesa como *apatía new look*. Desprecio de todos los valores superiores. Indiferencia pura. Es el desierto posmoderno. Se cumple el diagnóstico de Nietzsche, aunque con un poco de retraso: elogio del pesimismo y exaltación del absurdo. Etapa decadente, de apatía de las masas. Indiferencia por saturación de casi todo: esto ocurre en la gran mayoría de los campos, pero se observa con especial claridad en el campo de la información. Plétora informativa vertiginosa y detallada que termina por ser abrumadora, coyuntural, sin conclusiones personales y sin emociones duraderas. *Información no formativa*: no conduce a conseguir un hombre mejor, más completo, rico, denso y más preparado; al contrario, llegamos a una versión opuesta: un hombre débil, sin criterio, anestesiado por tanta noticia dispar, incapaz de hacer una síntesis de todo lo que le llega de aquí y de allá. El destino de todo esto apunta hacia una banda de transición que va de la melancolía a la desesperación, de la ansiedad al suicidio. En conclusión: la vida no merece la pena o es tan banal que el hombre moderno de la cultura occidental vive sin referencias ni puntos de apoyo sólidos. La existencia se hace insostenible.

Y no hay rebelión. Hemos pasado de los conflictos a la era de la ansiedad y de la depresión. Se han ido entronizando la apatía, la dejadez y una especie de neutralidad asfixiante. Para completar el mosaico de contradicciones, por otra parte, el hombre de nuestros días muestra una enorme curiosidad por todo. Quiere saber lo que pasa, lo que sucede aquí y allá. Estar atento y captar los cambios y movimientos que se suceden. *Todo le interesa, pero no construye nada o casi nada, ni humaniza al hombre.* Es una banalización general, contradictoria y sin brío. Se llega a vivir sin ideales, sin objetivos trascendentes, con la sola preocupación por encontrarse uno a sí mismo y disfrutar de la vida a costa de lo que sea..., y que pasen los días. La imagen de Woody Allen planea sobre el hombre moderno, a modo de síntesis.

Este es el panorama. De ahí emergen dos sentimientos predominantes de forma colectiva: la melancolía y la ansiedad. *El diagnóstico decadente de la cultura occidental* queda rubricado por estas dos notas afectivas. *Europa agoniza.* Ella, que había sido una escuela excepcional de civilización. Pero algo parecido ha ocurrido con los países más desarrollados del mundo libre no europeo: Estados Unidos, Canadá, Australia, Nueva Zelanda, Japón y algún otro constituyen también un exponente similar, aunque con pequeñas diferencias.

Nadie hubiera imaginado que el mito del progreso indefinido a través de la técnica, que se inicia en el siglo XIX, fuera a terminar en este estado de cosas. Creyeron que la máquina sustituiría el trabajo del hombre, con lo que este dispondría de mucho más tiempo para cultivar su ocio, pero entendido este en el sentido clásico: la posibilidad de dedicar más tiempo a aquellas actividades superiores: filosofía, dialéctica, ciencia, arte y cultura en su más amplio sentido. Pensaban que de este modo se desarrollaría mejor la personalidad. Sin embargo, los hechos han sido muy distintos. Y en buena medida por la enorme influencia de la televisión, que todo lo abarca y de la que solo son capaces de escapar las personas singulares. El hombre moderno no ha sabido sacarle partido a tantas ventajas como ha traído el progreso. O, dicho de otro modo, las ventajas se han visto contrarrestadas por las desventajas, y el resultado está ahí.

La ansiedad es un termómetro que nos da la imagen del hombre de este final de siglo. Ya Spengler habló de la *decadencia de Occidente.* Europa y América han creado en más de dos mil años un repertorio de ideas, pensamientos, arte y cultura en general realmente ingente. Una civilización, en definitiva, rica, frondosa, estimulante, generosa, creativa, apasionante. La tentación hoy es la suspensión de esa fuerza y la caída en una crisis giratoria que la deje aletargada durante una o varias décadas. Occidente ha apostado siempre a la carta de la razón. Parece que hoy ha entrado en una especie de enajenación, de pérdida del sentido colectivo. En una palabra, va a la deriva, sin rumbo, distraída y engolosinada por todo lo que suena, pero que va a ser moneda suelta, sin peso y sin firmeza.

El hombre está cada vez más lejos de sí mismo. Traído, llevado y tiranizado por ese conjunto de novedades antes expuestas: materialismo, hedonismo, permisividad, relativismo, deshumanización, consumismo, masificación, erotización y pornografía servidos a la carta, narcisismo y cultura del cuerpo, hasta llegar a esta decadencia singular en la que nos hallamos instalados: el nihilismo. La nada, el vacío, el desconcierto, la náusea, el suicidio.

La ansiedad y el estrés no son patrimonio exclusivo de atareados ejecutivos, de los profesionales del volante, del trabajo en cadena, sino que en la actualidad afecta a una gran parte de la población, incluyendo, tal como se viene estudiando durante los últimos años, a las amas de casa, especialmente si además trabajan también fuera del hogar.

El estrés parece envolver a la sociedad actual durante casi todas las actividades diarias. Hasta el ocio se ve frecuentemente sometido a su influencia; no es raro ver personas agobiadas porque llegan tarde a una cena, al cine, etc. Realmente estas situaciones se alejan demasiado de una buena elaboración del tiempo libre, que muchas veces no nos sirve ni para descansar, ni para desarrollar nuestra cultura, ni para conseguir una buena comunicación con las personas más próximas. La incomunicación actual es otra de las paradojas relacionadas con la ansiedad del hombre de hoy. En una era en la que se han desarrollado tan espectacularmente los medios de comunicación y las nuevas tecnologías (Internet, email, redes sociales, etc.), las personas se sienten más solas e incomunicadas que nunca. Estos medios de comunicación han ido sustituyendo, como en el caso del teléfono, la entrevista directa y relajada por una conversación obligada (se atiende al teléfono en vez de concertar una entrevista), que en ningún caso tiene la riqueza comunicativa del diálogo cara a cara. En otras ocasiones, esta nueva comunicación no es tal, sino que se limita a una mera recepción de información (como en el caso de la televisión), información que por ser estandarizada es alienante y a la que se acude sobre todo por la facilidad y comodidad con que podemos recibirla. A menudo, este tipo de comunicación unilateral sustituye a la verbal —hay familias en las que se ha reemplazado la conversación durante las comidas por ver la televisión— restando, a su vez, estímulos para desarrollar actividades más creativas y selectivas.

La competitividad sustituye a la colaboración, otra paradoja si tenemos en cuenta que vivimos en la época del trabajo en equipo, incrementando no solamente la ansiedad, sino la frustración. A veces se puede llegar a pensar que no hay que hacer las cosas bien, sino mejor que otros, lo que supone una orientación de la vida distinta y desfigurada, que da lugar a una profunda insatisfacción que se añade a la ansiedad propia de una competitividad hipertrofiada.

Por otro lado, la actual *civilización del bienesta*r, que realmente ofrece al hombre la posibilidad de acceder a una serie de bienes de consumo, le influye negativamente a través de un acoso publicitario por el que puede sentirse mal si no alcanza a obtener todo lo que se le brinda. Es más, estos bienes de consumo se sirven cargados de una imagen simbólica subliminal por la cual el objeto cobra un doble valor, ya que intenta simbolizar el triunfo, la pertenencia a determinado estrato social, la belleza, etc. Este culto a lo superficial y a lo material, a lo hedónico en definitiva, empobrece espiritualmente a la persona y la incapacita para el sufrimiento (cada vez el dolor es más temido, incluso de forma anticipada) y para asumir la muerte (cada vez hay más hipocondríacos); entonces brota la ansiedad ante la menor amenaza de enfermedad, de incomodidad, de fracaso económico, de pérdida de la belleza, incluso de vejez. Esta ansiedad es a menudo anticipada, es decir, surge antes de que realmente llegue el problema, ya que existe la sensación de incapacidad para superarlo, con lo que se teme que se produzca el propio desmoronamiento y la «disolución del yo», que es el fundamento último de la ansiedad.

Además, todo este conjunto de circunstancias hace que el hombre se olvide de reflexionar, con una cierta profundidad, sobre sí mismo, sobre lo que realmente quiere, y pueda así elaborar un proyecto coherente de vida. Envuelto en un ritmo trepidante y a veces poco productivo, el hombre de hoy se olvida de por qué hace lo que hace, y actúa movido principalmente por las circunstancias que van saliendo a su paso; como si lo urgente, por urgente, fuese más importante que lo realmente importante; como si su tiempo tuviese menos valor que las cosas, cuando su tiempo es realmente su propia vida; como si lo material y lo externo fuese más importante que lo espiritual y lo íntimo.

Ojalá que estas renovadas páginas ayuden a muchos a entender la riqueza y complejidad de este tema.

Madrid/Ávila, 29 de junio de 2014

capítulo 1

La ansiedad

El concepto de ansiedad

Destacan de entrada algunas distinciones, siempre teniendo bien presente que tanto *angustia* como *ansiedad* van a participar de una vivencia nuclear común. Si seguimos un *criterio cuantitativo* podremos realizar una distinción entre el *miedo* y la *ansiedad*.

El *miedo* es un temor específico, concreto, determinado y objetivo ante algo que, de alguna manera, viene de fuera de nosotros y se nos aproxima trayéndonos inquietud, desasosiego, alarma. Aquí la clave está en la percepción de un *peligro real* que amenaza en algún sentido. De esta situación arrancan una serie de medidas defensivas que tienen el fin de esquivar, evitar o superar esa intranquilidad. Esas medidas son racionales y dependen del tipo de peligro concreto. En cada caso la estrategia que se fabrica es bien distinta, pero proporcionada al hecho en sí.

La *ansiedad* es una vivencia de temor ante algo difuso,

vago, inconcreto, indefinido, que, a diferencia del miedo, tiene una referencia explícita. Comparte con el anterior la impresión interior de temor, de indefensión, de zozobra. Pero mientras en el miedo esto se produce *por algo*, en la angustia (o ansiedad) se produce *por nada*, se difuminan las referencias. De ahí que podamos decir, simplificando en exceso los conceptos, que *el miedo es un temor con objeto*, mientras que *la ansiedad es un temor impreciso carente de objeto exterior*. De otra parte, el impacto de la ansiedad va a provocar una distorsión de toda la psicología del sujeto, la cual podría quedar expresada como una *alteración* en el sentido etimológico de la palabra: la de sentirse traído y llevado y tiranizado por lo otro, por ese temor extenso, confuso y farragoso.

La ansiedad es una emoción de alarma que da lugar a una hiperactivación fisiológica, donde todo se vive con miedos y temores y malos presagios. No es un fenómeno unitario, ya que puede tener *cuatro componentes esenciales* que provocan cuatro sistemas de respuesta:

1. *Respuestas físicas:* son manifestaciones somáticas y se deben a una activación del sistema nervioso autónomo. Los principales síntomas son:
   — Taquicardia
   — Pellizco gástrico / nudo en el estómago
   — Dificultad respiratoria
   — Opresión precordial
   — Sequedad de boca
   — Aumento del tono muscular

—Náuseas o deseos de vomitar

—Despeños diarreicos

—Dificultad para tragar

—Vértigos o inestabilidad espacial

2. *Respuestas de conducta:* son manifestaciones observables de forma objetiva y que generalmente son motoras. Los más frecuentes son los siguientes síntomas:

—Contracción de los músculos de la cara

—Temblores diversos: en manos, brazos, piernas, etc.

—Bloqueo generalizado (como una cierta paralización motora)

—Estado de alerta

—Irritabilidad

—Respuestas desproporcionadas a estímulos externos simples

—Moverse de un sitio para otro (caminatas sin rumbo)

—Cambios y altibajos en el tono de la voz

—Tensión mandibular

—Morderse las uñas o los padrastros

—Jugar con objetos en las manos o necesitar tener algo entre las manos

3. *Respuestas cognitivas:* se refiere al modo de procesar la información que le llega y afecta a la percepción, la memoria, el pensamiento y la forma de utilizar los instrumentos de la inteligencia. Sus principales síntomas son:

—Inquietud mental

—Miedos, temores de anticipación de lo peor

—Preocupaciones obsesivas

—Pensamientos intrusos negativos

—Pesimismo generalizado (sin base real)

—Dificultades de concentración

—Pensamientos de los que no se puede liberar

—Cualquier noticia le afecta negativamente

—Se acuerda más de lo negativo que de lo positivo

4. *Respuestas asertivas* (o sociales): hacen referencia al contacto interpersonal. Sus síntomas más sobresalientes son:

—Le cuesta mucho iniciar una conversación con alguien que se encuentra

—Le cuesta mucho presentarse a sí mismo en una reunión social

—Le cuesta decir que *no* o mostrar desacuerdo

—Bloqueo en las relaciones sociales

—Está muy pendiente de lo que los demás puedan opinar de él

—Prefiere pasar desapercibido cuando está con gente

En cada caso, la ansiedad mezcla unos síntomas y otros se desdibujan o desaparecen. Se les llama *respuestas fragmentadas*.

Se calcula que el porcentaje de la población que padece ansiedad oscila entre el 10 y el 20 por ciento, dependiendo de que se trate de población urbana o rural y, por tanto, del ritmo de vida que ese tipo de sujeto pueda llevar. Si nos vamos a la consulta del médico general, podremos observar que aproximadamente el 30 por ciento de los enfermos que a ella asisten tiene ansiedad. No hay que olvidar que cuando la ansiedad es muy intensa y dura mucho tiempo, se producen manifestaciones físicas funcionales importantes, que, a la larga, constituyen el entramado de la *patología psicosomática*.

La ansiedad es una manifestación esencialmente afectiva. Esto quiere decir que se trata de una vivencia, de un estado subjetivo o de una experiencia interior que podemos calificar de *emoción*, con las características apuntadas para la misma.

Al mismo tiempo, *esta ansiedad es adaptativa*, ya que ayuda a enfrentarse (si su intensidad no es excesiva) a ciertos requerimientos y exigencias concretos de la vida. Esto entra de lleno dentro del campo de la motivación. Ahora bien, la ansiedad libre y flotante del neurótico fásico es ya otra cosa y tiene otra lectura: no es adaptativa; antes al contrario, provoca respuestas de evitación e inhibición, manteniendo un estado de alerta de forma prolongada, sin que ya sea realmente necesario.

Definición de ansiedad

La ansiedad es una emoción negativa que se vive como amenaza, como anticipación cargada de malos presagios, de tonos difusos, desdibujados, poco claros. En la ansiedad los temores vienen de todas partes y de ninguna. En el *miedo*, como ya indiqué, el temor tiene un significado más concreto. Sería como un arco que se mueve, oscila, salta, deambula entre lo vago y lo concreto, lo difuso y lo específico. En la ansiedad asoma una interpretación amenazante. En el miedo hay un adelantarse a la situación que implica intranquilidad y nerviosismo por ese objeto o situación que despierta la anticipación temporal.

Por eso la *ansiedad* tiene un perfil menos controlable, *no tiene un objeto*, no se puede luchar contra ella de forma racional, es persistente y provoca reacciones físicas y psicológicas que se escapan de esa persona y que no son fáciles de manejar. *El miedo tiene un objeto concreto que produce el temor*, con lo cual todo es más sencillo y abordable.

La ansiedad y el miedo son experiencias de *anticipación a lo peor*, de tensión ante un peligro desdibujado y preciso. *La ansiedad sostenida y persistente es la puerta de entrada en las enfermedades psicosomáticas*: gastritis, úlcera de estómago, opresión precordial, dolores musculares y un largo etcétera. *El miedo es más una reacción emocional ante un peligro que se ve desde fuera y que puede ser identificado.*

A veces, los hechos no son tan fáciles y se dan vivencias en donde ambos acontecimientos se mezclan y entrecruzan, dando lugar a los llamados *miedos angustiosos*. Es labor del psiquiatra y del psicólogo el discernir el caso clínico, con el fin de ensayar el tratamiento más adecuado.

Hay una *ansiedad creativa* que es positiva y que conduce a un mejor progreso personal. Es una tensión emocional que lleva a una persona a mejorarse, a sacar lo mejor que lleva dentro y a pulir las vertientes negativas de su forma de ser. Hay una expresión del lenguaje coloquial muy frecuente, cuando se dice: es una persona con muchas inquietudes, con lo que aludimos a alguien que quiere crecer y mejorar sus condiciones personales y se ocupa y preocupa por ello. En la *ansiedad negativa* hay bloqueo, malestar físico y psicológico, que se mezclan con ideas y pensamientos negativos y que conduce a estar como paralizado y, a la vez, envuelto en amenazas y sentimientos de temor.

Hay *desencadenantes externos* que pueden ser objetivados con evidencia, y *desencadenantes internos* constituidos por recuerdos, ideas, pensamientos, fantasías personales, etc., que actúan como estímulos y que deben y pueden ser controlados. Por eso es difícil predecir cuándo va a ponerse en marcha un ataque de ansiedad, aunque una de las tareas primordiales de la ciencia es la de predecir los fenómenos.

Activación máxima y mínima

Todos los procesos de activación ansiosa o estresante tienen un objetivo fundamental: preparar al organismo para la acción. Como hemos ido señalando a lo largo de las páginas de este libro, la ansiedad se vertebra en cinco planos claves: fisiológico, psíquico, de conducta, cognitivo y asertivo. Se trata de un proceso de adaptación a la situación que descansa en una *sobreactivación biológica*, como consecuencia de un bombardeo permanente de estímulos externos e internos.

La complejidad de la ansiedad

La afectividad se puede experimentar de diferentes maneras, pero las cuatro formas más habituales son las siguientes:

1. Sentimientos: la regla de la afectividad, el modo habitual de vivirla.
2. Emociones: manifestación afectiva intensa, más breve que el sentimiento y se acompaña de síntomas físicos.
3. Pasiones: manifestación afectiva fuerte, de más breve duración que la anterior, que tiende a nublar la inteligencia.
4. Motivación: del latín *motus:* lo que mueve, lo que empuja a tener esta conducta, buscando un objetivo concreto.

Las nombramos en plural por la riqueza que tienen. Cuando en la consulta psicológico-psiquiátrica vemos a una persona triste, hundida, desesperada o, por el contrario, alegre, contenta, pletórica, llena de ilusión por el futuro, al entrar en el análisis de lo que vive nos damos cuenta de los ángulos y vertientes que tiene el ser humano. La afectividad es como un mar sin orillas. De ahí que al tratar de definirla necesitemos recurrir a ejemplos, metáforas o explicaciones largas y complicadas. Todo lo afectivo es interior. Es algo que mueve por dentro al hombre y lo lleva hacia posiciones bifrontes, contrapuestas, diametralmente distintas: *placer-displacer, excitación-tran-*

quilidad, tensión-relajación, aproximación-rechazo, acti-vación-bloqueo. La impresión interna es de impacto, tiene una nota de brusquedad súbita, de algo que sobrecoge y que deambula entre estos dos polos opuestos.

Veamos a continuación dos tipos clásicos de fenómenos relacionados con la ansiedad y sus síntomas:

Ataques de pánico. Es un primer momento:
- Dificultad respiratoria (disnea).
- Palpitaciones.
- Dolor o malestar precordial.
- Parada respiratoria o sensación de ahogo.
- Mareo, vértigo o sensación de inestabilidad.
- Sentimiento de irrealidad.
- Hormigueo en manos y pies (parestesias).
- Oleadas de calor y de frío.
- Sudoración.
- Debilidad.
- Temblor y estremecimiento.
- Temor a morir, a perder el control o a volverse loco.

Ansiedad generalizada:
- Tensión muscular.
- Hiperactividad vegetativa.
- Expectación aprensiva.
- Estado de vigilancia y exploración.

La ansiedad es aquella experiencia interior en la que todo es inquietud, desasosiego, estar en guardia y como al acecho esperando lo peor. Mientras en el miedo el temor es concreto, específico y se produce por algo, en la ansiedad el temor viene de todas partes y de ninguna, de ahí la perplejidad que produce, dándose como una especie de *desvanecimiento de los algos*. No hay nada o es la nada misma la que asoma en esa vivencia desoladora y atroz. Todo se vuelve etéreo y difuso, cargado de incertidumbres. Después vendrán más síntomas, de cinco series en concreto: físicos, psicológicos, de conducta, intelectuales y referidos al contacto social.

Causas de la ansiedad

El porqué en medicina se llama *etiología*. En la práctica médica diaria, la del médico general, aparece la ansiedad con toda la riqueza de sus manifestaciones. Pero la *ansiedad es siempre un estado de alerta del organismo que produce un sentimiento indefinido de inseguridad*. Por ello, la amenaza se sitúa en dos planos inmediatos: el físico y el psíquico.

Para explicar cómo se produce es necesario distinguir distintas especies de ansiedad. Hablaremos de *ansiedad exógena, endógena y angustia existencial*. Empezaremos por esta última.

Hay que decir, de entrada, que la *angustia existencial* no es patológica. La tiene todo ser humano por el solo hecho de serlo. Es aquella que proviene de la inquietud de la vida y nos pone frente a frente con nuestro destino, con la muerte y con el más allá. En ocasiones, un pensador excesivamente metido en estas concepciones puede desembocar sin darse cuenta en la ansiedad patológica. ¿De dónde venimos, adónde vamos, qué sentido tiene la vida?

La *ansiedad exógena* no es todavía propiamente ansiedad; mejor sería llamarla de otro modo. Es aquel estado de amenaza inquietante producido por estímulos externos de muy variada condición: conflictos agudos, súbitos, inesperados; situaciones encronizadas de tensión emocional; crisis de identidad personal; problemas provenientes del medio ambiente. Hoy se ha popularizado en el argot psiquiátrico hablar de los *life events*: acontecimientos de la vida que se sitúan en la antesala de la ansiedad, ejerciendo una fuerza y un poder de generarla a través de situaciones que entrañan algún riesgo o peligro, y que forman un amplio conjunto de factores que van desde problemas afectivos, dificultades laborales o fracasos sentimentales hasta problemas financieros, pérdida de seres queridos y un larguísimo etcétera.

Lo *endógeno* es, de alguna manera, el patrimonio físico. Aquí la base es biológica. Es la constitución por dentro. El *endón* se moviliza, corre, se expresa y aflora siempre movido por dos vientos principales: los acontecimientos externos de una parte y los procesos somáticos de otra. Está situado en una zona fronteriza entre lo corporal y lo psíquico. Es la vitalidad a la que antes me refería al hablar de los sentimientos. Lo endógeno depende de la genética, la herencia y los cambios internos del organismo, aunque, en bastantes ocasiones, los acontecimientos exógenos tiran de este plano y se producen acontecimientos ansiosos desencadenados.

La ansiedad, a menudo, no tiene un solo origen, sino que combina varias cosas. Y la biología actúa desencadenando ansiedad de dos maneras fundamentales:

1. *La ansiedad aparece como un síntoma más de una enfermedad*, lo cual es relativamente frecuente en las de marcada gravedad: cánceres de distinto tipo, enfermedades vasculares serias, adicción a la heroína, sida. En unas, lo que está en primer plano es el dolor crónico que no cede o la posible amenaza de aparición de un síndrome de abstinencia, que pone a ese paciente al borde de una situación límite.

2. *La ansiedad como crisis añadida, que aflora de modo súbito, inesperado, sin previo aviso.* Suele ser la elaboración psicológica que se produce tras un padecimiento.

En cuanto a lo *psíquico*, se refiere a lo que desde Freud se conoce con el nombre de *psicodinámico*: la articulación de los diferentes momentos biográficos, que se conexionan entre sí y pueden hacer emerger la ansiedad cuando se analiza o recorre la propia vida, sin haber digerido muchos de sus aspectos más esenciales: unos padres separados o muy distantes, hecho que el sujeto no ha podido superar; experiencias amargas que han dejado un gran impacto en su personalidad y que, al ser recordadas, dejan paso a estados de inquietud, desasosiego, zozobra interior. *Toda excursión hacia atrás de la propia vida es siempre dolorosa.* La existencia, a cierta altura de su curso, siempre es deficitaria. Y eso es doloroso y puede favorecer que surjan sentimientos de dos clases: ansiosa y depresiva.

Voy a distinguir tres esferas dentro del perímetro de los factores psicológicos:

— *Traumas biográficos*. Toda trayectoria humana tiene algunos traumas. El hombre sano los supera, los acepta, da por bueno el que se produjeran, ya que, por lo general, sirven para la maduración de la personalidad. El neurótico queda atrapado en ellos, no sabe salir de esas mallas tejidas de sinsabores. El hombre psicológicamente sano vive instalado en el presente, tiene asumido el pasado y vive empapado de porvenir.

— *Factores predisponentes*. Aquí vamos a situar, para hacer el tema más comprensible, un inventario de elementos que, de modo sumativo, van a ir colocando al sujeto en situaciones ansiosas, en las que se arremolinan además otros sentimientos diversos, como la frustración, la agresividad, el trabajo impersonal y anónimo (no gratificante), pequeñas y continuas situaciones ambiguas y contradictorias, problemas afectivos no resueltos, personalidad sin hacer (que no ha tenido un modelo de identidad y que, por tanto, no se ha encontrado a sí misma), problemas económicos encronizados, etc. ¿Cómo operan todos estos puntos hasta provocar ansiedad? Hay que subrayar que la ansiedad nace de cada una de esas circunstancias. Está ahí en forma de inseguridad, temor, etc. En estos casos se trata de algo concreto que tiene un perfil negativo. Al persistir los hechos negativos, el miedo real se mete en otros planos de la vida personal, la invade y la envuelve, terminando por convertirla en ansiedad libre y flotante.

—*Factores desencadenantes.* El recorrido por los diversos factores y elementos que van moviendo la biografía hacia la ansiedad supone un vaivén fluctuante que termina desatando oleadas de temores difusos: es la ansiedad. Aquí tenemos que hablar de los tramos finales de una larga cadena. Hay ya un fondo preexistente, un terreno abonado en el que es fácil que prosperen sentimientos angustiosos ante ciertas circunstancias, produciéndose entonces estallidos de ansiedad. Aquí pueden agruparse, apretadamente, todos los contenidos psíquicos, pero con una nota nueva: llegan en el momento preciso, irrumpen sobre un edificio ya resquebrajado, actúan como detonantes serios. Por eso, en esos instantes se puede perder el control de todo y llevar a cabo, incluso, una amenaza contra uno mismo: es el intento de suicidio.

El estrés

El estrés es una de las situaciones más frecuentes del hombre moderno.[1] En los países desarrollados lo padece más

---

1. Estamos en Occidente, en *la era del estrés* y de *la depresión*. Ambas se imbrican entre sí.

de la mitad de la población. Los orígenes de esta noción son muy antiguos.

El estrés es la respuesta del organismo a un estado de tensión excesiva y permanente que se prolonga más allá de las propias fuerzas. Se va a manifestar a través de tres planos específicos: físico, psicológico y de conducta. Dicho de otra forma, lo que le ocurre al sujeto con estrés es que se sitúa en unas condiciones de vida que le llevan continuamente al borde del agotamiento. Lleva acumulados un sobreesfuerzo constante, una tensión emocional y/o intelectual fuerte, un ritmo vertiginoso de vida, sin tiempo para nada. Aquí lo fundamental es el tipo de vida. Siempre abrumado, sobrepasado en las propias posibilidades, permanentemente desbordado, agobiado, sin un minuto libre, arrastrando un cansancio crónico. No hay tregua posible para su trabajo, ya que intenta atender simultáneamente a demasiadas exigencias inaplazables. La consecuencia es una hiperactividad incontenible, imparable, que pretende llegar a demasiadas cosas y que acaba por no estar lo suficientemente atenta a todas y cada una de ellas.

El hombre con estrés vive en una tensión constante. Y esto afecta a todo el individuo. Lo primero que se va a ir observando es una reacción de alarma, derivada de «ese estar agobiado por mil cosas». Se caracteriza por una serie muy compleja de modificaciones bioquímicas que tratan de compensar ese estado de excesiva actividad: bajo nivel de glucosa en sangre, descargas masivas de adrenalina, aumento del catabolismo general de los tejidos, etc. El cortejo sintomático está presidido por excitación cardíaca, aumento del tono muscular y trastornos gastrointestinales difusos.

La segunda etapa se denomina *fase de resistencia*. Se produce cuando ya se ha alcanzado una cierta adaptación a esa sobrecarga prolongada que pretende neutralizarlo. Persiste todo igual que al principio, lo que sucede ahora es que se eleva el nivel de resistencia por encima de lo normal. El individuo se ha acostumbrado a llevar ese ritmo trepidante de vida.

Finalmente, se llega a un tercer y último estadio: es la *fase de agotamiento*, tras la supervivencia de las dos primeras.

Ansiedad positiva

Siempre que los psiquiatras nos referimos a la ansiedad, hacemos alusión a aquella que es patológica, enfermiza, negativa, que hay que tratar. Pero existe también la otra cara de la moneda.

Llamamos ansiedad positiva[2] a aquel *estado de ánimo presidido por el interés, la curiosidad, el afán de conocer y ahondar en tantas cosas atractivas y sugerentes como tiene la vida.* Tanto es así que existe una expresión coloquial

---

2. Es siempre creativa y se da en personas exigentes consigo mismas, que quieren trabajar y mejorar en matices de su vida ordinaria. Suelen ser *retos* concretos que ayudan a crecer como ser humano. La ansiedad es negativa cuando frena o altera de forma significativa la vida ordinaria. Entonces es patológica y necesita tratamiento.

muy frecuente: decimos de alguien que «tiene muchas inquietudes» cuando en su personalidad se manifiesta ese
deseo de enriquecerse interiormente. Ortega llamaba a
esto *instinto epistemológico*: aspiración de saber, anhelo
de conocer, inclinación a la cultura, apetencia de ir a más
en la formación y troquelado de su psicología. Propiamente no deberíamos llamarla *ansiedad*. Esa aspiración en-
grandece al que la posee. El empeño da como resultado un
hombre más sólido, de más densidad, *con una categoría
superior.*

Ansiedad y depresión: semejanzas y diferencias

La depresión y la ansiedad son los trastornos más caracte-
rísticos de la vida afectiva. Uno y otro representan las formas más frecuentes de experimentar las emociones, los
sentimientos y las pasiones, que son las tres fórmulas esenciales de la afectividad.

Los sentimientos son el modo diario en que se manifiesta todo lo que no es intelectual. Podemos definirlo así: *el
sentimiento es un estado subjetivo difuso que tiene siempre una tonalidad positiva o negativa.*

— *Estado subjetivo* significa que la experiencia básica
  está dentro del sujeto, que esa zona es un pasadizo
  obligado por el que desfilan vivencias, sensaciones,
  imágenes, recuerdos, etc.
— *Difuso* quiere decir que la impresión que se recibe no

es clara, sino que tiene unos contornos vagos, imprecisos, de ahí que tantas veces cueste hablar de lo que uno siente por dentro; faltan palabras y sobra experiencia.

—*La tonalidad es siempre positiva o negativa,* no hay sentimientos neutros.

La emoción es una vivencia de agitación más breve y recortada, pero súbita, que se acompaña siempre de síntomas físicos (los más significativos estarían representados por la ansiedad, el pánico, el terror, la desesperación, el dolor agudo, etc.). Estos se producen de forma brusca, perturbando el orden que ese sujeto tenía.

Hay que referirse también a las pasiones. Son *experiencias internas tan intensas como las emociones, pero de una duración similar a la de los sentimientos.* De ahí que muchas de ellas hagan disminuir la vida intelectual, cumpliéndose aquel dicho popular de que «la pasión nubla la razón».

Pueden darse ansiedad y depresión en cualquier estilo vivencial. Todo dependerá de la agudeza, intensidad, duración y cabeza con que se vivan.

capítulo
2 | # Sintomatología

Formas de presentación: crisis, episodio, temporada y estado

Entramos ahora en la médula del problema. ¿Cuáles son los síntomas de la ansiedad? Como hemos mencionado en las páginas precedentes, se dan en ella un gran número de síntomas posibles que, en cada caso clínico concreto, adoptan formas diferentes. Este es un principio que rige en toda la medicina. De ahí se derivan dos conceptos clásicos: *manifestaciones típicas*, siempre que se observen los síntomas más frecuentes que definen esa enfermedad, y *atípicas*, cuando el cuadro clínico se aleje de los cánones generales establecidos.

En nuestras sesiones clínicas, o cuando estudiamos a fondo a un determinado paciente, nos preocupamos no solo del contenido de su enfermedad, sino también de la forma en que esta se presenta. El contenido es la sustancia fundamental, los ingredientes esenciales; la forma, el envoltorio.

En el enunciado hemos distinguido cuatro formas de presentación. Vamos a ir pasando revista a cada una de ellas.

Crisis: cuando la ansiedad asoma de pronto, sin apenas aviso previo, de forma rápida, repentina, urgente, veloz, como si de una ráfaga se tratara, todo va a tener un tono vertiginoso, tajante, inmediato, de sorpresa. Es una borrachera intempestiva de inquietud y desasosiego que deja en el sujeto un sabor amargo, desabrido y expectante: el temor a que vuelva a repetirse cuando menos se espere.

En la terminología moderna americana se ha puesto de moda la expresión *ataques de pánico*, cuyo significado, a pesar de ser cercano al de *crisis*, indica una intensidad mayor. En la terminología científica (la que utilizamos en los congresos internacionales, simposios y mesas redondas) se utilizan indistintamente las dos.

Son menos frecuentes, pero debo también mencionarlas, las crisis de pánico morfeicas o nocturnas, que son aquellas que se dan en el curso de la noche y que se acompañan siempre de una alteración del ritmo sueño-vigilia. El paciente se va a acostar y asoma el miedo anticipatorio a que aparezca la crisis en el momento más inoportuno. Con lo cual se da un cierto tipo de insomnio: puede ser dificultad para conciliar el sueño (tardar varias horas), sueño intermitente, sueño no reparador, despertar precoz, contenidos de los sueños repletos de miedos y temores desdibujados y llenos de malos presagios, o simplemente una mezcla de todo lo anterior, que se acompaña de un levantarse de la cama como luchando contra algo que no se sabe bien lo que es. Un grupo de investigadores ha puesto de relieve que estos pacientes suelen tener añadidos respiratorios, escalofríos, miedo a morir, temblores y/o agitaciones, aceleración del ritmo cardíaco y, en algunos casos, miedo a perder el control o a volverse loco.

Episodio: es aquel acontecimiento ansioso que aparece de forma más suave, no tiene una duración tan breve (se prolonga durante unas horas o incluso unos días), su intensidad es de nivel más moderado, su instalación, progresiva y su curso, más uniforme. Generalmente se da dentro de un marco ya existente con anterioridad.

Temporada: se caracteriza por una presentación más lenta y progresiva. La aparición de la ansiedad es regular, uniforme, con un comienzo que se va alargando. La intensidad es moderada y la duración mayor que en la crisis y el episodio: entre una semana o diez días y un par de meses, aproximadamente. Tarda más tiempo en desaparecer.

Estado: es un concepto anglosajón. Hoy tiene un uso frecuente en psiquiatría. En sentido estricto quiere decir *totalidad de síntomas en un momento concreto de una enfermedad.* Es más amplio que los anteriores, pero menciona el estudio longitudinal y transversal de la ansiedad: análisis de la evolución de la ansiedad desde que se inició este padecimiento y estudio de cómo se encuentra ese sujeto un día concreto en el que va a revisión médica.

Clasificación de los síntomas de la ansiedad

Una de las principales tareas científicas es la de ordenar, sistematizar, catalogar, enumerar y agrupar los fenómenos que se observan en un determinado campo. Al abordar el tema de la ansiedad hay que decir que su sintomatología es muy variada y que en cada sujeto pueden aparecer síntomas relativamente distintos, aunque, eso sí, debe existir un núcleo básico común.

Estos síntomas pueden reunirse en cuatro grupos: *físicos, de conducta, cognitivos* y, por último, *asertivos*. Cada uno de ellos abarca una determinada área, aunque la ansiedad en sí misma contiene siempre mezcla de unos y de otros. Los veremos a continuación en una serie de cuadros-resumen:

Síntomas físicos. Los veremos en primer lugar. Es importante recordar que no han de darse todos a la vez, y que por otra parte pueden ser aviso de otro tipo de trastorno.

Síntomas físicos de la ansiedad
Taquicardia, palpitaciones *(heart racing)*.
Dilatación pupilar.
Constricción de casi todos los vasos sanguíneos.
Temblores: en manos, pies y cuerpo en general.
Hipersudoración.
Boca seca.
Tics localizados.
Inquietud psicomotora.

Dificultad respiratoria (que puede llegar al *soif d'air*).

Tensión abdominal.

Polaquiuria (ir muchas veces a orinar).

Náuseas.

Vómitos.

Despeños diarreicos.

Opresión precordial.

Pellizco gástrico.

Sensación seudovertiginosa (como si se fuera a caer).

Inestabilidad en la marcha.

Moverse continuamente de acá para allá (caminatas sin rumbo).

Tocar algo con las manos continuamente.

Hiperactividad global.

Si la activación neurofisiológica es excesiva, se añade:

Insomnio en la primera parte de la noche.

Pesadillas.

Ensueños angustiosos (peligros, muchos contenidos ilógicos, etc.).

Sueño durante el día (a veces en forma de ataques de sueño).

Anorexia-bulimia (perder el apetito-comer continuamente).

Disminución de la tendencia sexual o aumento de la misma.

¿De qué depende el que aparezcan unos síntomas y no otros? La respuesta es compleja. Son muchos los factores que influyen en ello. Por una parte hay que hablar de *patrones de respuesta familiar*, lo que significa que hay familias con tendencia (hereditaria) a padecer trastornos digestivos, cardiovasculares o respiratorios. De tal modo que cuando padecen fuertes tensiones emocionales, períodos de graves conflictos o estados de ansiedad más o menos crónicos, siempre se observan síntomas en un área concreta. Otro factor a destacar es el siguiente: hay emociones que son «más digestivas», otras que tienden a canalizarse más en el aparato respiratorio, y otras que escogen la vía cardíaca y la urinaria o la sexual. Por ejemplo, el terror suele expresarse en la zona precordial, con sensaciones de opresión y/o taquicardia; muchos conflictos afectivos se manifiestan en forma de náusea, vómitos, pellizco gástrico, molestias digestivas difusas, etc.

Síntomas psicológicos. Los síntomas psicológicos son muy importantes. Es preciso distinguir entre *angustia,* por una parte, *y ansiedad*, por otra. Hasta aquí hemos preferido utilizar el término *ansiedad*, y así lo haremos a lo largo del presente libro para simplificar su exposición. Pero el análisis psicológico nos lleva a hilar fino y a describir las diferencias entre ambos conceptos.

La *angustia* tiene siempre unas manifestaciones somáticas más marcadas, mientras que la ansiedad se desarrolla en un nivel psicológico fundamentalmente. La angustia produce una *reacción asténica*, de paralización, bloqueo o inhibición. Los síntomas somáticos se expresan especialmente en la zona precordial y en los territorios gástricos: taquicardia, opresión precordial, pellizco gástrico, sensaciones vagas e indefinidas epigástricas, ardores, etc. En ella, el tiempo transcurre lentamente, de modo que recuerda un poco al padecimiento del melancólico: los acontecimientos circulan interiormente de una forma parsimoniosa, más pausada y más gradual que en la ansiedad. Por otro lado, hay una vivencia temerosa del porvenir, pero con elementos del pasado.

En la *ansiedad* observamos unas notas diferenciales en esos mismos puntos. La experiencia es más que nada psicológica, de tal manera que se ha dicho que la ansiedad es *la experiencia de la libertad* o de las posibilidades del ser humano.

Síntomas de conducta. Se llama *conducta* a todo aquello que se puede observar desde fuera en otra persona. No es necesario que la persona cuente lo que le pasa, sino que simplemente se registra al ver su comportamiento; y esto tanto en el aspecto general como en el plano comunicativo.

La psiquiatría clásica ha prestado poca atención a esta vertiente porque ha contado con excesivos métodos subjetivos, que atendían sobre todo a «lo de dentro», desatendiendo «lo de fuera» (la conducta).

Síntomas de conducta

Comportamiento de alerta/estar en guardia, al acecho. Hipervigilancia.

Estado de atención expectante.

Dificultad para la acción.

Inadecuación estímulo-respuesta.

Disminución o ausencia de la eficacia operativa.

Bloqueo afectivo/perplejidad, sorpresa, no saber qué hacer. Interrupción del normal funcionamiento psicológico. Dificultad para llevar a cabo tareas simples.

Inquietud motora (agitación intermitente).

Trastornos del lenguaje no verbal (gestos, mímica).

Expresión facial congelada (asombro, extrañeza, duda, estupor).

Contracción del ángulo externo de los ojos.

Expresión facial displacentera (rechazo-desagrado).

Cara con rasgos de excitación, descontrol, preocupación. Frente fruncida.

Cejas descendidas.

Mejillas, boca y mentón: rígidos, tensos, contraídos. Bloqueo de los movimientos de las manos.

Movimientos torpes e incoordinados de las manos y brazos. Tensión mandibular *(trismo)*.

Posturas corporales cambiantes, alternativas. Gestos de interrogación y extrañeza.

Voz cambiante y con altibajos en sus tonos.

Síntomas cognitivos. En el mundo científico de las últimas décadas se habla de *manifestaciones cognitivas.* Ello abarca todo lo que es el conocimiento. Ahí quedan comprendidos la sensación, la percepción, la memoria, el pensamiento, las ideas, los juicios, los raciocinios, el aprendizaje, etc.

En la psiquiatría académica se utiliza el término de *síntomas cognitivos.* La psicología cognitiva piensa que el conocimiento del hombre se produce en el cerebro como si este funcionara como un ordenador. Todo lo que el cerebro recibe se almacena: un procesamiento de la información que va a asegurar unas leyes y una organización funcional de la mente, del mismo modo que el técnico de programación conoce cómo opera el ordenador sin preocuparse por su infraestructura.

En un nivel intelectual (cognitivo) la ansiedad se experimenta esencialmente en la manera de elaborar las ideas y los recuerdos. De ahí que podamos definirla como aquel *estado subjetivo de tensión que se produce como consecuencia de errores o deficiencias en la acumulación y procesamiento de la información.*

Síntomas cognitivos

Errores en el procesamiento de la información.

Expectativas negativas generalizadas.

Falsas interpretaciones de la realidad personal («Todo me preocupa» / «Todo me sale mal» / «¡Qué mala suerte tengo!» / «Mis cosas siempre son difíciles...»).

Pensamientos preocupantes (cargados de temores).

Falsos esquemas en la fabricación de ideas, juicios y razonamientos.

Pensamientos distorsionados (sin lógica, con predominio de emociones de matiz negativo).

Patrones automáticos y estereotipados en la forma de responder (pensamiento irreflexivo-impulsivo).

Tendencia a sentirse afectado negativamente (personalización ansiosa).

Pensamientos absolutistas (utilización habitual de términos radicales: «siempre» / «nunca» / «en absoluto» / «jamás...» y selección de pensamientos irreconciliables).

Centrarse en detalles pequeños desfavorables y sacarlos fuera de contexto, ignorando lo que de positivo hubiere.

Dificultad para concentrarse.

Tendencia a que grupos de pensamientos nocivos se abran paso en la cabeza del sujeto ansioso.

Generalizaciones permanentes.

Atribuciones improcedentes de hechos personales.

Tendencia a la duda (épocas y/o temporadas de dudas crónicas, que no son otra cosa que épocas y/o temporadas de ansiedad).

Respuestas displicentes generalizadas que están presididas por un estado de alarma.

Problemas de memoria (olvido de lo bueno y positivo / tener en primer plano lo malo y negativo).

Olvido permanente de los aspectos gratificantes de la biografía. Continuos juicios de valor («inútil» / «odioso» / «imposible»...).

Errores o insuficiencias en el procesamiento de la información que a ese sujeto le llega: «sentirse perdido» / falta de recursos psicológicos / interpretaciones inadecuadas / estar siempre pensando en lo peor, en lo más difícil... / ideas sin base y hasta irracionales que se han ido aceptando sin ningún tipo de crítica.

Si tenemos en cuenta estos planteamientos obtenemos dos formas de pensar. *El pensamiento ansioso*, centrado en los defectos apuntados, y el *pensamiento maduro*, que va a definirse en contraposición del siguiente modo: no adelanta conclusiones, sino que espera a que los hechos se produzcan; es capaz de ver los matices, es relativo, no emite juicios de valor, sabe esperar; utiliza términos que permiten cierta reconciliación («Soy bastante tímido»/ «A veces me pongo nervioso» / «Tengo una ansiedad moderada, voy a intentar controlarme mejor» / «A veces tiendo a perder el tiempo, pero desde ahora procuraré ser más ordenado y no dispersarme»); no generaliza y sabe superar los malos recuerdos, olvidándose poco a poco de ellos y atendiendo más a menudo a las cosas agradables.

Los síntomas intelectuales de la ansiedad se producen por *fallos en la valoración de los hechos*. La fuente de ansiedad diaria está instituida por los conflictos que la vida nos trae a cada paso. Cuando no los afrontamos bien, o cuando no sabemos salir de ellos airosamente, entramos en un círculo de tensiones ansiosas.

Síntomas asertivos (o trastornos en las habilidades sociales). El término *asertividad* deriva del vocablo latino tardío *assertum*, participio pasivo de *asserere*, que significa afirmar, conducir ante el juez; y, a su vez, procede de *serere* (entretejer, encadenar). También proviene de otra expresión latina: *assertus*, que alude a la afirmación de certeza de algo.

Síntomas asertivos
(Trastornos en las habilidades sociales)
No saber qué decir ante ciertas personas.
No saber iniciar una conversación.
Dificultad para presentarse uno a sí mismo.

Dificultad o imposibilidad para decir que no o mostrar desacuerdo en algo.

Graves dificultades para hablar de temas generales e intrascendentes.

Hablar siempre en lenguajes demasiado categóricos y extremistas.

Dar una respuesta por otra al hablar en público.

Bloquearse al hacer preguntas o al tener que responder.

Adoptar en demasiadas ocasiones una postura pasiva (bloqueo generalizado).

No saber llevar una conversación de forma correcta (no saber tomar la palabra, ni cambiar de tema, ni ceder la palabra a otra persona, ni tener sentido del humor ante una situación un poco tensa, etc.).

No saber terminar una conversación difícil.

Pocas habilidades prácticas en la conversación con más de dos personas.

No saber aceptar una broma o una ocurrencia divertida (sobre todo al estar en grupo; la explicación: al estar en guardia todo se interpreta peyorativamente, con recelo y suspicacia).

Escaso entrenamiento para estar relajado en grupo.

Cuestionario para valorar la ansiedad

La psiquiatría moderna se aproxima cada día más a los métodos que se utilizan en la medicina interna y en las diversas especialidades que de ella se derivan. Lo mismo que al hacer un análisis de sangre o de orina se obtienen unos resultados expresados en cifras, los psiquiatras tratamos de *cuantificar, medir, valorar,* saber la cantidad de ansiedad que padece una persona y expresarlo en lenguaje matemático mediante una puntuación específica.

En el *cuestionario*[3] que propongo al final de este libro hay cinco grupos de síntomas: físicos, psicológicos, de conducta, intelectuales y asertivos (habilidades sociales). Esos tres apartados son *presencia* del síntoma (se subraya o se pone un círculo en el *sí*), *ausencia* del síntoma (se pone un círculo en el *no*) y, por último, *intensidad,* que se valora de 1 a 4 (en caso de haber subrayado el *sí*; 1: *ligero*; 2: *mediana intensidad*; 3: *intenso*; 4: *muy intenso*).

Así se pretende evitar el subjetivismo en el estudio y el análisis de un enfermo o de una persona sana, pero con cierta ansiedad.

En la actualidad, estamos validando el cuestionario con el fin de que sea aceptado como un test o escala que pueda ser empleado de forma fiable. Toda puntuación que pase de 100 la consideramos muy alta y, por tanto, el paciente necesitará un tratamiento a base de ansiolíticos, sedantes o

---

3. Este instrumento psicológico mide el nivel de ansiedad, con una puntuación que nos indica su gravedad.

relajantes. Por debajo de 20 se puede considerar como dentro de los límites normales. Hoy contamos con muchas escalas para medir la ansiedad y cada autor expresa así su concepción de este tema.

Las enfermedades psicosomáticas[4]

---

4. La American Psychiatric Association llama a este grupo de enfermedades *trastornos somatoformes*: se trata de manifestaciones de múltiples síntomas físicos, que resisten durante años y que llevan a búsqueda de atención médica. Su origen hay que buscarlo en tensiones crónicas no resueltas, estados de ansiedad prolongados... y cuyos síntomas no pueden explicarse por la presencia de una enfermedad médica conocida.

La ansiedad como génesis de una patología amplia

Hablamos aquí de aquel grupo de enfermedades físicas cuya puerta de entrada ha sido psicológica. Estas pueden deberse a factores psicológicos, sociales, tensiones emocionales persistentes, o ansiedad en sus distintas formas de presentación pero experimentada con una cierta cronicidad. La importancia de estos factores reside en su *intensidad, frecuencia* y, por supuesto, *contenido. Las relaciones entre ansiedad, factores psicológicos y enfermedades psicosomáticas son complejas y para explicarlas hay que recurrir a la psicofisiología.*

Se puede describir la secuencia que va desde lo psicógeno hasta lo somático del siguiente modo: *ansiedad*, fuertes tensiones emocionales sostenidas o factores psicológicos crónicos de gran importancia para el sujeto, excitación psíquica, *trastornos funcionales, disregulación neurofisiológica*, inflamación y *lesión* ya con una localización precisa.

Los caminos de la ansiedad

Como hemos dejado apuntado, son muchas las estructuras neurobiológicas implicadas en la ansiedad, que van a dar lugar a una amplia gama de manifestaciones. Desde la ansiedad se derivan diversos caminos patológicos que pueden quedar esquematizados en los siguientes apartados: *cuerpo* o plano biológico; *corporalidad* o campo de las sensaciones difusas desparramadas por la geografía del cuerpo y vividas por dentro; el *plano psíquico;* y, por último, los *mecanismos de defensa de la personalidad.* Habría que mencionar, aunque solo fuera de pasada, lo que puede significar la ansiedad como elemento promotor de la *madurez de la personalidad,* siempre y cuando su impacto emocional no llegue a neurotizar a dicho sujeto merced a los golpes ansiosos en sus distintas versiones. Veamos cada plano por separado.

1. Si nos atenemos a la ansiedad que escoge el vericueto del *plano biológico,* nos vamos a encontrar de entrada con las crisis de ansiedad,[5] los ataques de pánico, los episodios, temporadas y estados ansiosos. En todos, la vivencia es no placentera debido a grandes descargas de adrenalina. Cuando se asocia con tensiones psicológicas, familiares, sociales y/o profesionales, si estas son *intensas* y *prolonga-*

---

5. Las crisis de pánico son breves, inesperadas y de una intensidad tal que en los casos más agudos aparecen tres espectros amenazadores: *el temor a la muerte, el temor a la locura* y el *miedo a perder el control.* En los tres hay un denominador común: una seria amenaza a la integridad personal.

CAMPOS EN LOS QUE SE MANIFIESTA LA ANSIEDAD PATOLÓGICA

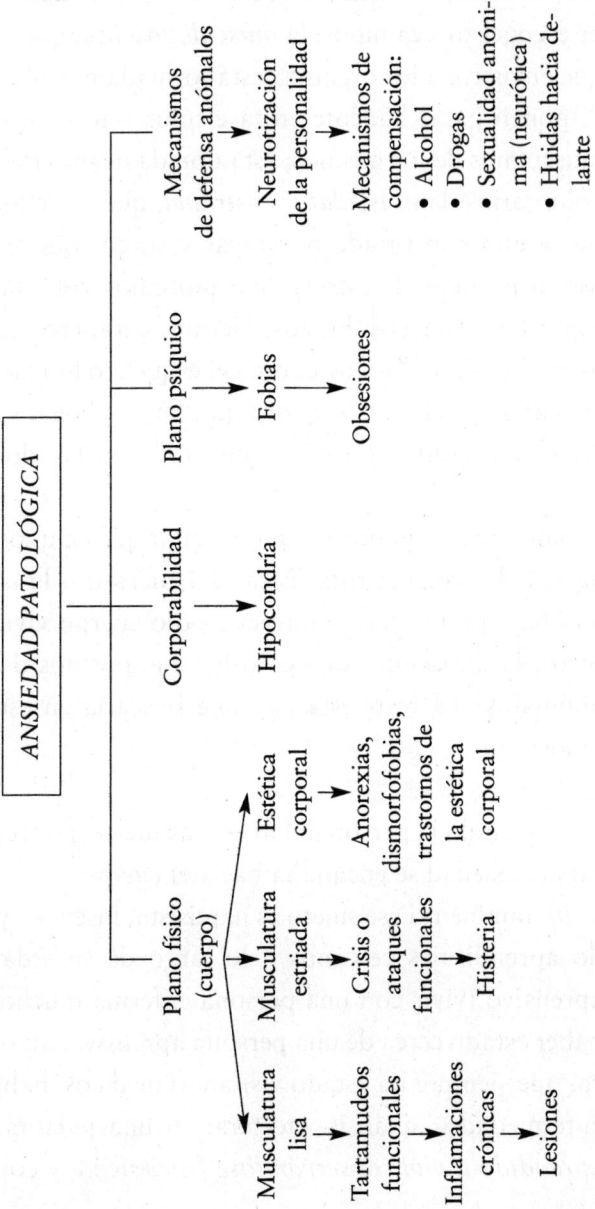

ANSIEDAD PATOLÓGICA

Plano físico (cuerpo)

Estética corporal
→ Anorexias, dismorfofobias, trastornos de la estética corporal

Musculatura estriada
→ Crisis o ataques funcionales
→ Histeria

Musculatura lisa
→ Tartamudeos funcionales
→ Inflamaciones crónicas
→ Lesiones

Corporabilidad
→ Hipocondría

Plano psíquico
→ Fobias
→ Obsesiones

Mecanismos de defensa anómalos
→ Neurotización de la personalidad
→ Mecanismos de compensación:
- Alcohol
- Drogas
- Sexualidad anónima (neurótica)
- Huidas hacia delante

das, va a ir apareciendo una nueva «enfermedad» que puede escoger tres caminos: la *musculatura lisa,* que es aquella que envuelve a los órganos; está formada por fibras que se disponen paralelamente en fascículos y forman las capas musculares de los mismos; está dotada de movimientos involuntarios; la *musculatura estriada,* que es de más longitud y está constituida por rayas y surcos que le dan esa forma peculiar de estrías. Son músculos voluntarios, excepto los cardíacos: brazos, piernas, cara, etc., son, en su mayoría, músculos que cubren el esqueleto humano; el tercer camino es la *estética corporal,* hoy en boga, y que presenta una gran patología, sobre todo en la adolescencia femenina.

Salta una pregunta enseguida. ¿Por qué en unos casos la ansiedad escoge la ruta física (del *cuerpo*) o la *corporalidad* (cuerpo interno, o intracuerpo o cuerpo vivido) y, en otros, la dirección psíquica o los mecanismos de defensa anómalos? La respuesta hay que buscarla en estos apartados:

a) cuando la personalidad es más fuerte, por regla general la ansiedad se encamina hacia el *cuerpo;*

b) también si ese sujeto es narcisista, inseguro y ha tenido aprendizajes cercanos a lo largo de su vida de tipo aprensivo (vivir con una persona enferma mucho tiempo; haber estado cerca de una persona aprensiva, hipocondríaca, que siempre ha estado visitando médicos, hablando de enfermedades, análisis, etcétera; en una palabra, *que ha aprendido a vivir observándose físicamente* y con el paso del tiempo no puede despegarse de esta tendencia a estar siempre atento a síntomas, sensaciones, molestias, etc.; haber padecido alguna enfermedad desde pequeño, que le ha puesto en contacto con la medicina y de ahí se ha iniciado esa andadura hipocondríaca);

c) la ansiedad escoge el *plano psíquico* cuando la personalidad es más débil y/o la ansiedad se ha producido en forma de crisis o ataques inesperados que le han llevado a hacer interpretaciones erróneas del lugar donde esta se produjo. Pensemos en aquella persona que tuvo una crisis de ansiedad en el curso de un viaje en avión y a partir de ahí, mediante una serie de razonamientos personales con poca base real, pero cargados de afectividad, llega a la «conclusión» de que su problema está en que no puede subirse a un avión porque le sienta mal, se desencadenan las crisis... Y así, lentamente, se va a ir instaurando una *fobia a viajar en avión,* ya que ha elevado el nivel de importancia del lugar donde se produjo la experiencia negativa, dándole una magnitud inadecuada, y que a la larga le va a conducir a una nueva enfermedad, la fobia;

d) en sujetos introvertidos, escrupulosos, con antecedentes obsesivos en su familia, se suele producir un trayecto que va de la angustia a la fobia y de esta a la obsesión; en otras ocasiones, el salto es directo: de la ansiedad a la obsesión;

e) cuando la personalidad no queda calificada ni como fuerte ni como débil, ni tampoco hay antecedentes fóbico-obsesivos, sino que dicho sujeto es portador de una *personalidad desequilibrada,* desajustada o, por decirlo en términos de la psiquiatría americana, tiene un *trastorno de la personalidad,* en tales casos la corriente ansiosa va buscando *mecanismos de defensa anómalos,* inadecuados. Los más clásicos son el *hábito alcohólico,* que conduce a la larga a una dependencia importante, y el deslizamiento hacia una *conducta sexual hiperactiva y primaria;* ambos llevan a una *degradación de la personalidad.* Más modernamente existen tres «escapadas» brillantes: el hachís, la cocaína y el podio de las drogas: la heroína; además, las huidas hacia delante, plurales y complejas, cuya factura encuentra el sujeto al final del camino.

Dos palabras sobre *la ansiedad como fuente de maduración de la personalidad.* Hemos hablado de la *ansiedad positiva.* Aquí, una experiencia dura y negativa como es la experiencia de sumergirse y vivir *en* y *desde* la ansiedad va a llevar por caminos paradójicos —las rutas del sufrimiento tienen siempre ingredientes de maduración personal— a un salto en positivo.

2. Hay otra cuestión importante que plantear: ¿por qué la ansiedad que escoge el itinerario biológico termina en un caso en una úlcera de estómago, en otro en un cuadro respiratorio y en otro en un infarto de miocardio o en un asma o en una dermatitis? Es apasionante este tema. A esto lo llamamos en medicina el *problema de la elección del órgano.* ¿Cómo se produce esto?, ¿qué variables toman parte en esta diversidad de tránsitos y recorridos? Existen muchas teorías que han sido esgrimidas a lo largo de los últimos veinte años, pero no hay aún conclusiones claras.

Hay que mencionar también los *patrones psicosomáti-*

cos familiares. Ya en páginas precedentes hemos aludido a ello, pero muy de pasada. Aquí de lo que se trata es de estudiar estilos de enfermedad que se dan en familias enteras. Hay familias de ulcerosos, de asmáticos, de hipertensos, de pacientes con dermatitis, eczemátides o con acné. Además, hay que añadir la similitud de tipos de vida, lo cual también va a actuar como condicionante y desencadenante de este grupo de enfermedades típicamente humanas (su presencia en los animales es rarísima).

El progenitor enfermo perjudica a su descendencia de dos maneras: transmitiéndole la herencia y obligándola a vivir con él los primeros años de su vida, con lo que aprende y escucha las quejas referidas a esas zonas del cuerpo.

Finalmente, hay que establecer una distinción entre *cuerpo* y *corporalidad*. El *cuerpo* tiene otras denominaciones: extracuerpo, cuerpo mundano (ya que nos representa ante los demás), *cuerpo como retrato* o lo que los alemanes llaman *körper*: el cuerpo como realidad objetiva. Cada uno vive anclado en su cuerpo. Somos nuestro cuerpo. *El cuerpo exterior es el vehículo de la realidad personal en el espacio.* Pero el hombre no se agota en su cuerpo. Si fuéramos solo cuerpo seríamos como los animales. Los pitagóricos decían *soma-sema* y lo repetían una y otra vez: cuerpo-tumba, cuerpo-cárcel. El cuerpo como cárcel o prisión del alma, que dirían los románticos.

Las partes más expresivas del cuerpo son la cara y las manos. Las zonas descubiertas nos dejan al descubierto, anuncian nuestra intimidad. Cada cuerpo de otra persona es un semáforo de señales, un abundante campo de signos que nos dicen muchas cosas. Las enfermedades del *cuerpo psicológico* son la *anorexia* (negarse a comer para mantener un tipo delgado), la *bulimia* (una voracidad tremenda, un no poder parar de comer) y el síndrome mixto *anorexia-bulimia* (que consiste en alternancias periódicas de momentos de *anorexia* con otros de *voracidad patológica*), que es una enfermedad grave, típica de las adolescentes y que tiende a hacerse crónica. Además están las *fobias estéticas* (referidas a la longitud de la nariz, la raíz de implantación del pelo, la papada, las mejillas, los arcos de los ojos, etc.).

El cuerpo externo es la puerta por la que nos hacemos presentes en el mundo. Nuestro cuerpo nos abre camino por el mundo. Y de él, la cara es lo más esencial. Dice el pueblo llano que la cara es el espejo del alma, y es cierto. A ella vienen los paisajes íntimos del ser humano. Allí se va a reflejar la ansiedad, la inquietud, la tensión emocional, la tristeza, la paz, la serenidad y la esperanza. La cara es programática: anuncia la vida como proyecto.

¿A qué llamamos *corporalidad*? Al *cuerpo vivido, interior,* al *intracuerpo.* Los alemanes utilizan el término *leib,* que significa *cuerpo subjetivo.* Su lenguaje es el sufrimiento y el dolor (el primero va más cargado de psicología, mientras que el segundo es más físico). Está constituido por sensaciones, percepciones menudas y por una corriente de impresiones internas, las más de las veces difíciles de describir. Podríamos definir la *salud* como el *silencio de la corporalidad.* Cuando esta habla y se expresa, asoma la enfermedad: «Me siento mal» quiere decir que me encuentro o noto que mi corporalidad me avisa de que algo no va bien. La principal enfermedad de la *corporalidad* es la *hipocondría*.

También observamos que hay unas *manifestaciones privadas* (que van a estar constituidas por esa serie de enfermedades psicosomáticas) y otras que son *públicas,* como las crisis histéricas o los trastornos de la estética corporal.

Las principales enfermedades psicosomáticas[6]

Vamos a intentar esquematizarlas. Existe una gran variedad, aunque en la vida práctica hay algunas que son más frecuentes que otras. Otras aparecen más de tarde en tarde. A la cabeza de todas ellas están la úlcera gastroduodenal y la gastritis. La explicación hay que buscarla en la enorme expresividad psicológica del aparato digestivo. Cuando se pasa un mal rato, muchas veces se reacciona perdiendo el apetito; cuando se quiere celebrar algo positivo se organiza una comida, que es el centro neurálgico del festejo; cuando se rechaza a una persona o una situación, se dice: «Me produce ganas de vomitar...». Quizá, por medio de esta expresión, podamos comprender la abundancia de estos trastornos.

---

6. La lista que aparece en el cuadro adjunto se refiere a un trabajo realizado por mi equipo sobre una muestra de 102 enfermos con un protocolo de investigación riguroso (2004).

Enfermedades psicosomáticas más frecuentes

	%
Úlcera gastroduodenal	30
Gastritis	14
Vaginismo/dolor en el coito (*dispareunia*)	10
Colitis periódicas	7
Colon irritable	6
Crisis de asma/dificultad respiratoria	5
Hipertensión arterial	5
Palpitaciones (taquicardia)	5
Amenorrea y alteraciones del ciclo menstrual	5
Dolores de cabeza	5
Aumento de la tendencia sexual en el hombre (*satiriasis*)	5
Otras	5

El aprensivo, enfermo imaginario o hipocondríaco

Fue Hipócrates el primero en referirse a esta enfermedad, describiéndola de este modo: «El enfermo parece tener en las vísceras una espina que le pincha, la ansiedad le atormenta y está sumergido en un miedo cerval». Galeno la llamó *morbus flatuosus* y la situó en las proximidades de la melancolía. El médico inglés Robert Burton, en el siglo XVII, la analizó muy detenidamente en su libro *Anatomía de la melancolía*. ¿Cómo se la puede definir? El rasgo esencial es *el temor o la creencia de padecer una enfermedad grave, lo que lleva consigo una observación atenta y minuciosa de sus sensaciones físicas y una preocupación excesiva y permanente.* El examen del paciente, así como los distintos análisis a los que ha sido sometido, no arrojan nada que explique esas sensaciones: todo normal, nada patológico. Pero el sujeto se encuentra mal, permanentemente atento a sus síntomas y recorriendo médicos de aquí para allá.

Muchas veces la preocupación se centra en una parcela concreta del organismo: los latidos cardíacos, el exceso de sudoración, la respiración, el color de las conjuntivas de los ojos, etc. Por otro lado, suele centrarse siempre en posibles enfermedades graves: el cáncer en sus más diversas localizaciones; la sífilis, el infarto de miocardio o el sida. Esto le lleva a estar continuamente pendiente de su cuerpo: analiza, observa, escruta, estudia, está atento a la menor noticia que le llega de su *corporalidad,* y se convierte en un virtuoso de la percepción de su *cuerpo interior.* Por eso, cuando le cuenta al médico lo que le sucede, necesita recurrir a un lenguaje preciso, minucioso, plagado de detalles.

Enfermedades psicosomáticas más frecuentes
(por aparatos)

Aparato digestivo
Úlcera gastroduodenal
Gastritis
Colitis periódicas
Colon irritable
Estreñimiento
Gases *(aerofagia)*

Sistema nervioso
Tics
Dolores de cabeza
Temblores

Aparato génito-urinario

♀
Amenorrea (alteración de la función menstrual)
Dismenorrea (menstruaciones dolorosas)
Vaginismo
Dolor en el coito
Picor en la vulva/vagina

♂
libido sexual
Orinar muy a menudo *(polaquiuria)*

Aparato respiratorio
Asma
Disnea-opresión respiratoria
Respiración rápida *(taquipnea)*

Aparato cardiovascular
Hipertensión arterial
Taquicardia
Opresión precordial

Sistema endocrino
Hiper-hipotiroidismo
Diabetes mellitus
Anorexia-bulimia
Obesidad

Otros
Dolor psicógeno
Artritis reumática
Alergias
Dolores de cabeza

Hay una serie de puntos que quiero comentar, porque son una constante en todos los aprensivos:

1. Todos los hipocondríacos *visitan a muchos médicos*. Al principio van acompañados de algunos familia-

res, que explican con detalle lo que le sucede al enfermo. Puede incluso que se organice un «consejo de familia» para aclarar y matizar su enfermedad. Con el paso del tiempo, el hipocondríaco va solo al médico. Más tarde va cambiando de médico, porque no le convence lo que este dice, o no le gusta o no quiere hacerse todos los análisis de sangre, orina y pruebas complementarias que él reclama.

2. Siempre existe, al mismo tiempo, *deseo y temor hacia la enfermedad.* Quiere el diagnóstico, con la etiqueta clara y concreta, pero esto le tiene atemorizado. Es una ambigüedad rotunda, vivida dentro de sí.

3. Una característica esencial del aprensivo es la *auto-observación prolija de sus sensaciones,* a las que concede un significado inquietante.[7] Esto hace que cada vez se dedique más al tema de su salud, que acaba por convertirse en la cuestión primordial de su existencia.

De ahí pasamos a la actitud permanente de fijarse en su estado físico. Analiza cada síntoma por pequeño que sea, lo valora, lo estudia microscópicamente buscando y rebuscando su posible alcance. *Racionalización infinitesimal surcada de sospechas.*

---

7. Lo peor para un hipocondríaco es la *soledad* y la *inactividad,* ya que de ese modo tiene más tiempo para dedicarse a atender sus quejas y molestias somáticas. Sucede igual en las personas muy obsesivas: esos dos ingredientes suelen ser bastante negativos.

¿Cuál suele ser el *estado de ánimo* del hipocondríaco? Suele atravesar por distintas etapas, pero cuando la enfermedad se ha instalado con toda su fuerza, echando raíces, se trata de una *mezcla de ansiedad y depresión,* con experiencias intermitentes *distímicas:* vivencia de desagrado e inquietud displacentera; se siente alterado, irritable, con explosiones de humor y cierta tendencia a perder el control de sí mismo ante estímulos negativos de poca importancia.

La hipocondría es una enfermedad psíquica grave; cuando tiene una cierta evolución, su pronóstico es malo y los índices de curación son muy escasos. Solo en aquellos en los que se trata de una reacción ante una enfermedad real propia o de alguien muy cercano, puede tener mejor pronóstico.[8]

Programa de conducta para un hipocondríaco
Inventario de observaciones
1. Luchar día a día por *no observarme tanto físicamente.*
2. Esforzarme en ir corrigiendo esta tendencia que tengo a que se apoderen de mí *ideas irracionales* (utilizar para ello alguna de las técnicas de terapia cognitiva sugeridas en la consulta).

---

8. Es importante explicarle al hipocondríaco qué diagnóstico tiene, a esto se le llama *insight* (tener conciencia de lo que uno tiene), y a la vez, decirle que solo la farmacoterapia no le va a curar. Necesita un tratamiento integral.

3. Entrenarme en *hablar de temas generales* que a todos interesen (he perdido mucha habilidad para las relaciones sociales y esto me hace estar más concentrado en mí mismo, siempre analizándome; hablar de temas de actualidad, aprender a tener más recursos psicológicos, preguntarle a la gente por sus cosas, sacar temas de conversación, etc.).

4. Necesito *ir cortando esa inclinación a hablar de enfermedades, médicos, medicinas y temas sanitarios* (esto no me conviene, ya que acentúa mi hipocondría. Tiene que ser un objetivo prioritario).

5. *No leer nada de medicina* (tengo que hacer desaparecer la enciclopedia médica que tengo en casa; no ver programas de medicina en la televisión, ni oírlos en la radio; debo ser muy estricto, aunque al principio me cueste).

6. *Llevar una vida más natural* (plantearme, con agenda en mano, salir el fin de semana al campo, estar más en contacto con la naturaleza).

7. *Hacer deporte todas las semanas* por prescripción facultativa (esto me ayudará mucho a medio plazo, aunque de entrada me será algo costoso).

El programa debe valorarse diariamente —menos el deporte semanal— bien de cero a diez o, si el sujeto lo prefiere, de cero a tres. Cuando pasen dos o tres semanas, que la contabilidad se haga cada dos o tres días. Y, después, que se limite a leerlo diariamente —en una hora de máxima receptividad intelectual: puede ser por la mañana, antes de empezar a trabajar—. El programa de comportamiento se convierte así en un objetivo psicológico que actúa mentalizándole en esa dirección.

Finalmente exponemos los criterios para el diagnóstico de hipocondría de la American Psychiatric Association.

Criterios para el diagnóstico de la hipocondría

a) La alteración predominante es una interpretación errónea de signos y sensaciones físicas que se enjuician como anormales, lo cual lleva al temor o a la creencia de que se padece una enfermedad grave.

b) A través de las exploraciones físicas no se encuentran pruebas de ningún trastorno que explique los signos, las sensaciones o las interpretaciones erróneas que el individuo hace de ellos.

c) El miedo o la creencia de padecer una enfermedad persiste a pesar de la seguridad de las pruebas médicas y puede llegar a causar incapacitación social o laboral.

d) Ello no se debe a ningún otro trastorno mental del tipo de la esquizofrenia, depresivo en sentido estricto o trastorno por somatización.

Fobias y obsesiones

Entramos ahora en un apartado que se desgaja de la ansiedad. Hay una *primera travesía de la ansiedad que termina en la idea de suicidio.* Pero ahora vamos a ver una *segunda travesía que parte de la ansiedad y aterriza en las obsesiones y en las fobias.* Esto no quiere decir que siempre tengan que seguirse alguno de los dos caminos. La medicina es bastante más compleja que una ciencia exacta. Lo que sí es muy característico es la secuencia de pasos que se produce en uno y otro caso.

La gradación de fenómenos temerosos que, arrancando de la tensión psíquica normal, llegan a convertirse en las fobias en general y en la agorafobia en particular. Todos ellos quieren llamar la atención de un hecho importante: *la ansiedad es una experiencia viva, dinámica, que cambia de forma con el paso del tiempo.* De tal modo que lo que hoy es una crisis de ansiedad puede deslizarse hacia la fobia y esta, más tarde, convertirse en una patología obsesiva.[9]

---

9. Se puede describir con bastante nitidez el paso de la crisis de ansiedad (o ataque de pánico) a la fobia. Si la crisis de ansiedad se ha dado en un espa-

De la ansiedad a la fobia

La ansiedad es una vivencia de inquietud y desasosiego en la que *se anticipa lo peor*. La fobia es un *temor desproporcionado, terrible, superior a uno mismo, que se produce ante hechos, personas o situaciones*. Hay un elemento común: *el temor*. Por eso podemos establecer una *gradación de sentimientos temerosos* que partiendo del *miedo* conduce a la *ansiedad y* culmina en la *fobia*. Quiero recordar lo básico:

El miedo es un temor ante algo concreto, específico, claro, evidente, que se ve, que es perceptible desde la posición donde uno se encuentra. Uno puede tener miedo a un león en plena selva y defenderse de un posible ataque llevando consigo un arma de fuego. Se puede tener miedo a un examen, en el curso de unos estudios, y caben varias posturas: estudiar con más orden, aprovechar mejor el tiempo, hacerse un plan serio de trabajo, no presentarse o copiar durante la prueba. *Del miedo se defiende uno con medidas racionales.*

La *ansiedad* es un temor difuso, vago e inconcreto, sin referencias. Por eso la reacción que suele provocar es de perplejidad, sorpresa, asombro, de una especie de embotamiento confuso que hace que no se reaccione de ninguna

---

cio cerrado, aparece pronto la *claustrofobia*; si se ha dado en un parque, asoma la *agorafobia*; si se ha dado en unos grandes almacenes con mucha gente, viene la *antropofobia* (fobia a los espacios llenos de gente) y *fobia a los grandes almacenes*; si se ha dado antes de dar una clase o hacer una exposición oral, viene la *fobia a hablar en público*. Y así sucesivamente.

manera. A esto llamamos *estado de alarma* en el lenguaje de la psicología actual. Aquí los mecanismos de defensa van a ser inconscientes y se generarán ciertos síntomas: manifestaciones psicosomáticas, histeria, trastornos de la estética corporal, hipocondría, fobias, obsesiones o dispositivos de defensa anómalos.

Las *fobias* son *miedos irresistibles, tremendos, insuperables, desproporcionados.* Aquí solo cabe hacer una cosa: huir, no aproximarse, no ponerse en contacto con aquello que las produce, escapar. Actitud de huida o de aplazamiento si de lo que se trata es de enfrentarse a algo o a alguien.

Entre los tres, *miedo, ansiedad* y *fobias,* hay una estrecha cercanía que se recorre como un camino de ida y vuelta.

Los ataques de ansiedad o pánico suelen evolucionar hacia el mundo fóbico. Muchas de estas crisis pasan sin ser diagnosticadas, y el médico o psiquiatra, en ocasiones, les da una significación inadecuada. El pueblo suele atribuirlas a «corte de digestión», «caída brusca de la tensión arterial» o «un disgusto fuerte que ha desencadenado esta reacción».

De otra parte, es una constante no hallar en los análisis y pruebas de exploración ningún dato relevante que haga sospechar que existe una enfermedad física determinada. Tras las crisis se recobra la calma, aunque queda un cierto estado que se puede definir como *temor de expectación* ante la posible repetición. El análisis personal de sitios, personas, situaciones, tensiones profesionales y/o familiares, hasta el tipo de comidas o hábitos de vida, trata de conducirle hasta la clave de lo que a él le ha ocurrido. Por esa vía resbaladiza acaba en la fobia.

No siempre es posible señalar una dinámica tan clara entre la ansiedad y la fobia. En otros casos hay que bucear en la biografía e intentar esclarecer hechos o situaciones que puedan hacernos comprender su porqué.

Este mecanismo se llama *desplazamiento*: consigue sustituir el temor difuso de la ansiedad por un temor concreto que se condensa en objetos del mundo real. Desplaza la ansiedad arrojándola fuera y sustituyéndola por miedos más intensos, pero bien delimitados. Mecanismo de carácter defensivo que da paso a la fobia.

¿Qué son las fobias?

Ya hemos hecho una primera definición de ellas. Vamos ahora a dar otra y a explicarla para que el lector pueda entenderla claramente: *miedo irracional, persistente, sobrecogedor, de una intensidad desbordante, que se acompaña del deseo impulsivo de evitar ese objeto, o situación o persona que se lo provoca*. El individuo reconoce lo que le pasa, se da cuenta claramente de su trastorno, capta que tiene un *miedo excesivo e irrazonable que puede con él, ante un tipo específico de estímulo.*

Lo que hay en el fondo de la fobia es ansiedad. Por ello la persona se protege y procura evitar ponerse en contacto con aquello que se lo provoca. La vivencia es muy displacentera,[10] se percibe el desamparo y el terror de que llegue a producirse. Así, el sujeto que tiene fobia a los exámenes orales, si tiene que examinarse, vive con una expectación patológica este hecho, de tal modo que lo más probable es que no pueda presentarse, incluso aunque vaya al examen y esté en la puerta, a la espera. Lo que ocurrirá con toda seguridad será lo siguiente: un ataque de ansiedad y pánico antes de todo ello y un síncope físico con desmayo. Ahí es donde se ve claramente que tiene un carácter insuperable y tremendo.

Sería imposible hacer una clasificación de todas las posibles fobias. Es una tarea tan difícil como compleja. Lo que sí queda muy patente es que son miedos atroces ligados a situaciones específicas, como resultado de un proceso de aprendizaje. Un estudiante desarrolla una fobia a los exámenes tras haber sufrido uno en el que lo pasó muy mal y en el curso del cual padeció una crisis de ansiedad, con todo el cortejo sintomático correspondiente. Un niño puede padecer una fobia escolar porque su madre, sin darse cuenta, le dice que tenga cuidado con esto o con aquello, y se lo provoca inconscientemente.

A veces las conexiones asociativas son bastante directas, como en los casos antes comentados. Pero otras veces las conexiones asociativas son más oscuras.

---

10. La reacción en la fobia auténtica es doble: *evitar* y/o *aplazar* el objeto que provoca ese miedo irracional y extraordinario. En las *semifobias*, el miedo puede vencerse con estrategias psicológicas. Los psicólogos conocen bien estas terapias y son muy eficaces.

Clasificación de las fobias

Es muy difícil hacer una clasificación exhaustiva de ellas, ya que parece imposible ordenar los miedos humanos. Su riqueza y variedad está a la par de las posibles realidades en donde el ser humano pueda vivir y desarrollarse.

Vamos a hacer tres clasificaciones, con el fin de poner orden —en la medida de lo posible— en un campo tan amplio como este. *Clasificación clínica,* en primer lugar, después *según los objetos o situaciones que la producen* y, por último, *según la frecuencia;* en este último aspecto veremos las que se manifiestan más a menudo. Veámoslo con más claridad en los cuadros siguientes:

Clasificación clínica de las fobias

Fobias traumáticas (o aisladas; se producen tras experiencias duras)

Fobia a viajar en avión.

Fobia a los exámenes, en general (o a los orales, en particular).

Fobia a ir al cine.

Fobia a viajar en tren.

Fobias hipocondríacas

Cancero-fobia.

Sífilo-fobia.

Cardio-fobia.

Fobia al sida.

Fobias habituales en muchas personas (fobias comunes)

Fobia a la muerte *(tanato-fobia)*.

Fobia al dolor *(algo-fobia)*.

Fobia a la soledad.

Fobia a las serpientes, ratones, lagartos, reptiles.

Fobia a la oscuridad.

Fobia a la noche (nicto-fobia).

Fobia a las enfermedades (noso-fobia).

Fobias estéticas

Fobia a la obesidad.

Fobias referidas a alguna parte de la cara *(dismorfo-fobias)*: nariz, pabellones auriculares, papada, raíz de implantación del pelo, etc.

Fobia a expeler malos olores *(disismo-fobia)*.

Fobias de expectación

Fobia a los exámenes.

Fobia a dar clase.

Fobia a hablar en público.

Fobia a ponerse rojo cuando hay otras personas *(eritro-fobia)*.

Fobia al rendimiento sexual.

Clasificación de las fobias según los agentes productores

Objetos

Fobia a la sangre *(hemato-fobia)*.

Fobia al polvo *(amato-fobia)*.

Fobia a los alfileres *(aicmo-fobia)*.

Fobia a los metales *(metalo-fobia)*.

Fobia a los venenos *(toxi-fobia)*.

Fobia a los astros *(astro-fobia)*.

Fobia a los cuchillos.

Lugares

Fobia a los sitios con mucha gente *(antropo-fobia)*.

Fobia a los espacios abiertos *(agora-fobia)*.

Fobia a los espacios cerrados *(claustro-fobia)*.

Fobia a las multitudes *(oclo-fobia)*.

Fobia a las cimas y cumbres *(acro-fobia)*.

Fobia al mar o al río.

Enfermedades

Cáncero-fobia.

Sífilo-fobia.

Sida-fobia.

Fobia a las enfermedades, en general *(noso-fobia)*.

Cardio-fobia.

A amenazas externas

Fobia al calor, frío, lluvia, tormenta.

Fobia a la luz fuerte *(foto-fobia)*.

Fobia al polen de las plantas.

Fobia a los ladrones *(harpaxo-fobia)*.

Fobia a las novedades *(cainoto-fobia)*.

Fobia a ser violada.

Fobia a conducir el coche.

Fobia a ser envenenado *(foxo-fobia)*.

Fobia al agua *(hidro-fobia)*.

Fobia a hablar en público *(gloso-fobia)*.

Fobia a la suciedad *(miso-fobia)*.

Fobia a los cadáveres *(necro-fobia)*.

A amenazas internas

Fobia a volverse loco.

Fobia a la alegría desbordante *(quero-fobia)*.

Fobia a pensar ideas raras.

Fobias obsesivas.

Animales

Fobia a los animales, en general *(zoo-fobia)*.

Fobia a los gatos *(galeo-fobia)*.

Fobia a los perros *(cino-fobia)*.

Fobia a los ratones *(muso-fobia)*.

Personas

Fobia a los médicos *(galeno-fobia)*.

Fobia a los ginecólogos *(gine-fobia)*.

Fobia a los dentistas *(odonto-fobia)*.

Fobia a los extranjeros *(xeno-fobia)*.

Fobia a los inspectores de Hacienda.

Fobia a la suegra.

Clasificación de las fobias según su frecuencia

En la mujer

Fobia a los ratones.

Fobia a las cucarachas.

Fobia a las lagartijas.

Fobia a las serpientes.

Fobia a hablar en público.

Fobia a ser violada.

Fobia al acto sexual (por temor a quedar embarazada).

En el hombre

Fobia al bajo rendimiento sexual (a la impotencia sexual).

Fobia a hablar en público.

Fobias traumáticas, en general.

Podemos completar esta visión con el cuadro siguiente, para establecer una diferenciación entre lo que son las fobias y el miedo.

el objeto o la situación fóbica (mecanismo de evitación y aplazamiento).

El sujeto no puede controlarla, es superior a él, le rebasa.

Para superarla es necesario un tratamiento psicológico *(terapia de conducta)*.

Las *fobias* son siempre *patológicas;* algunas pueden vencerse al no tener el sujeto más remedio que enfrentarse a ellas, pero para superar la gran mayoría es necesaria una estrategia terapéutica.

Es imposible hacer una lista completa, puesto que cualquier objeto, situación o persona pueden convertirse en fobígenos, dadas unas circunstancias determinadas.

Hoy hablamos de *las nuevas fobias* que proliferan en la sociedad contemporánea y que, de alguna manera, antes eran auténticas piezas de museo o no existían. Así sucede con la *fobia a ejercer la autoridad* en una época en la que es cada vez más difícil (autoridad, no autoritarismo, claro está). También la *fobia a dar clase*[11] por parte del profesor, en los casos en que existan ambientes muy críticos para el profesorado o ante situaciones de tensión que no termina

---

11. Esta ha aumentado mucho especialmente en los colegios públicos, en donde algunos alumnos maltratan psicológicamente a los profesores y la autoridad académica no sabe cortarlo..., bien por miedo a la denuncia por parte de los padres de esos alumnos, o por no saber gestionar bien esas situaciones conflictivas.

de superar. Hace apenas sesenta años no existían las fobias a viajar en avión, hoy tan frecuentes.

A la hora de diagnosticar y tener en cuenta el posible tratamiento, debemos distinguir dos momentos:

1. Definición de la conducta problemática.
2. Exploración de los determinantes de dicha conducta: naturaleza, gravedad, intensidad, frecuencia, duración y generalización, ante qué hechos se intensifica esa conducta-problema, cuándo se alivia o se reduce, influencias ambientales y subjetivas, cambios sugeridos, etc.

¿Qué son las obsesiones?

No vamos a referirnos aquí a lo que se entiende por *obsesión* en el lenguaje corriente, ya que esto, por regla general, es algo normal y corresponde a aquellas preocupaciones más importantes que en un momento determinado de la vida están en primer plano. Decimos: «Estoy obsesionado con el examen que tengo dentro de unos días, pues no sé qué tal lo haré». Esto significa que el foco de interés en ese momento está centrado ahí, pero es completamente lógico, puesto que en esa prueba la persona se juega mucho. Podríamos poner muchos ejemplos en ese sentido.

Nosotros nos vamos a referir a las *obsesiones patológicas,* que son las que atrapan, hacen sufrir extraordinariamente y carecen de lógica. Entramos así en su definición:

son ideas absurdas, falsas, ilógicas, que pueden aparecer también como pensamientos, imágenes o impulsos persistentes que el sujeto reconoce como carentes de sentido y lucha una y otra vez contra ellas, pero no puede dominarlas. El individuo trata de rechazarlas, pero estas superan sus fuerzas y le invaden poco a poco. De ahí que también se le haya dado el nombre de *pensamiento prisión* o *pensamiento tiránico,* por su carácter de reclusión; el individuo se ve forzado y cautivo, encerrado en esas mallas de ideas e imágenes que llegan a instalarse fanáticamente, de modo despótico, dictatorial, absolutista, esclavizándole y gobernando su cabeza.

Surge así otro concepto muy relacionado con el de *obsesión:* la *compulsión,* que consiste en *conductas repetitivas, insistentes, que se suceden con terquedad y que no tienen ningún fin u objetivo en sí mismo, sino que se realizan para producir o evitar algo futuro.* Aquí también el sujeto reconoce su falta de sentido lógico, pero tiene que hacerlo, se ve forzado a ello.

Algunos ejemplos:

Compulsiones obsesivas (o ritos). «Me lavo las manos unas cincuenta veces al día: cuando me las estoy lavando me tranquilizo, parece como si se aplacara eso que bulle dentro de mí; termino y me las seco, pero enseguida pienso: "La toalla no está totalmente limpia, y quién me dice a mí que no está algo sucia", y entonces vuelvo a lavármelas, pero el jabón tampoco me deja tranquilo, pues tal vez esté algo sucio, aunque yo mismo he abierto la pastilla de jabón, pero... y así voy y vengo muchas veces, me pongo a llorar viendo que no puedo terminar, esto es lo peor de todo».

Otros ejemplos: «Hago un movimiento lateral de los brazos más o menos unas diez veces al día: eso me tranquiliza». «A días, ando por el pasillo de mi casa como de lado, para no rozar ni con las paredes ni con las puertas». «Tengo que utilizar la bañera en vez del lavabo o la ducha, se me ha metido en la cabeza que es mejor. Sé que esto no tiene base, pero es así». «Tengo una silla para mí solo, en la que no puede sentarse nadie; a veces cambio a un sofá y ya no quiero que lo utilicen en casa, quiero que sea para mí».

Fobias. «Tengo pánico a contagiarme con las cosas de la casa y de la calle». «A usted, doctor, no puedo darle la mano; temo que me pueda transmitir algo». «No puedo salir a la calle solo, esto es terrible».

Otras incapacidades. «No puedo ser más cariñoso con mi familia». «No puedo leer, con lo que a mí me ha gustado siempre: no me concentro, estoy con los cinco sentidos en lo mío». «No puedo ir a una biblioteca, ni al cine».

Tipo de vida. «Prácticamente vivo como un vegetal. Estoy preparando oposiciones y creo que tengo posibilidades de aprobar, pero así no puedo seguir». «En dos meses he salido dos veces a la calle». «Me cuesta muchísimo dormir por la noche. Hay veces que me duermo de madrugada y me despierto a mediodía». «No quiero ver a nadie». «No quiero que nadie me toque. He dejado de lado a mis amigos». «Estoy bajo de tono y, a días, agresivo en mi casa, porque no me comprenden y me dicen continuamente que no haga esas cosas. No puedo impedirlo».

Autorretrato psicológico. «Soy realista, aunque ahora estoy dominado por estos trastornos y he cambiado mucho; más bien pesimista. Antes tenía muchas inquietudes intelectuales: ir al cine, leer, estar con mis amigos, cambiar opiniones; soy muy sensible y todo me afecta; muy responsable, quizá demasiado».

Principales características de las obsesiones:

Las obsesiones son *fenómenos que el sujeto reconoce,* es decir, que los vive con claridad. Por eso su relato es claro, concreto, precisando los pormenores de su trastorno.

Son *involuntarias:* tanto las ideas como los pensamientos, las imágenes, los impulsos o las conductas repetitivas *(compulsiones).* No dependen de la voluntad.

El centro de la afectación descansa en el *pensamiento.* De ahí ese «no poder terminar las cosas» (el rito de lavarse las manos tantas veces, por ejemplo); «mi cabeza no para ni un momento, siempre está funcionando». Queda también seriamente comprometida la esfera de la *afectividad,* ya que todo obsesivo termina por tener una depresión. A veces, esta se observa desde el comienzo mismo.

La personalidad considera las obsesiones como extrañas a sí misma. Brotan del sujeto, pero en ningún momento llega a identificarse con ellas; por el contrario, lucha contra ellas, las combate, trata de frenarlas por la falta de razón y de lógica que tienen.

Existen tradicionalmente *dos modalidades* de obsesiones:

- La llamada *neurosis obsesiva,* que tiene relativamente buen pronóstico y un buen número de ellas se curan o se mejoran ostensiblemente con un tratamiento correcto.
- Otras más graves que tienden a hacerse crónicas: son las que constituyen el *síndrome obsesivo.* Tienden a expandirse. Hay una sucesión lenta y amarga al verse el individuo inundado de rarezas, ideas persistentes, frases, palabras, recuerdos, etc. Esta segunda forma puede llegar a ser tan grave e incapacitante que sea necesario llegar a la cirugía cerebral para combatirla.

Con gran frecuencia se asocian varios de estos fenómenos, constituyendo lo que hoy se denomina *trastorno obsesivo-compulsivo,* el cual está formado por dos ingredientes:

—De una parte las obsesiones, que circulan a nivel mental en forma de pensamientos, imágenes, recuerdos y frases que van ganando terreno en la cabeza de ese sujeto.
—De otra, las *compulsiones,* que aparecen de vez en cuando como una especie de *hambre de acciones* o *río de impulsos:* levantarse por la noche y comprobar si la puerta de la casa está cerrada, si las luces están apagadas o la llave del gas cerrada, y esto una y otra vez, ya que se trata por lo general de *comprobar repetidamente,* sin lógica. Una vez que ha visto que la puerta está cerrada, el sujeto vuelve a la cama, pero le asalta la duda: «¿Estaba realmente cerrada la llave

o es que a mí me ha dado la impresión?». Y vuelta a levantarse para revisar esto, y así sucesivamente. Aparecen así los *ritos obsesivos,* es decir, *liturgias* o *ceremoniales* mediante los cuales el sujeto se defiende de sus pensamientos. Se trata de una *serie interminable de ordenaciones, movimientos o verificaciones* que hace como si se tratara de un reglamento minucioso que ha de llevar a cabo con toda exactitud. A veces se entremezcla lo ceremonioso con lo grotesco: al acostarse por la noche, ordenar todo de una determinada manera y no de otra; al levantarse por la mañana, hacer algo concreto o tocar esto o aquello; al andar por la calle, no pisar la juntura de las baldosas: camina mirando al suelo pendiente de esto, ya que si las pisa teme que pueda pasarle algo a él o a su familia; lavarse continuamente las manos por temor a contaminarse; tener que lavarse o ducharse siguiendo un orden estricto sin poder saltárselo o invertir su secuencia. Todo es ilógico, sin base real, pero terrible, dramático, kafkiano. Sufrimiento tremendo en esa *agonía de reglas* que le impiden vivir con normalidad, como un hombre sano, haciéndose esclavo de esa lucha de acciones que nunca llegan a liberarle.

El médico francés Pierre Janet describió cómo en la gran mayoría de las obsesiones existe un *fondo psicasténico,* que consiste en un descenso de la tensión psicológica que se va a manifestar por una imposibilidad para terminar las cosas, un no poder concluir las acciones o los pensamientos. Esto da lugar a una constante reiteración: hay que repetirlo todo, con insistencia, obstinación, tozudez; como en el mito del eterno retorno, es un ir y volver asiduo, frecuente, sucesivo, periódico, recurrente.

Las principales características de este *fondo* son las siguientes: gran inseguridad, tendencia constante a la duda, ánimo deprimido o melancólico, tendencia al cansancio (astenia) y a la falta de voluntad (abulia), timidez o retracción psicológica que hace difícil el contacto social, marcada introversión, mal funcionamiento de la sexualidad (impotencia, frigidez, etc.), etc.

En la gran mayoría de los casos hay *antecedentes personales y/o familiares:* el mismo sujeto de niño o adolescente tuvo escrúpulos de conciencia o pequeñas obsesiones que entonces pasaron inadvertidas y ahora ponen de manifiesto el valor clínico. En otras ocasiones, se trata de algún familiar que ha tenido cosas parecidas y que él ha heredado.

Tipos de obsesiones

Acabamos de ver las principales características de las obsesiones: su carácter ilógico, extraño, raro, el ser vividas de forma parásita, como algo que se instala en la cabeza y que siempre va a estar presidido por notas negativas, degradantes, que no aportan nada creativo al sujeto que las padece. *Todas las obsesiones están envueltas en una atmósfera de ansiedad, debido a la constante repetición de ciertas conductas*. De ahí se va a derivar una permanente lucha por frenarlas, por combatirlas, aunque sin éxito.

A la hora de clasificarlas podemos establecer los siguientes apartados:

Clasificación de las obsesiones

1. Según el *comienzo*
   primarias (no debidas a nada concreto)
   secundarias (hay una enfermedad anterior)
   infantiles
   juveniles
   del adulto
   de la tercera edad
   trastornos obsesivo-compulsivos
   trastornos obsesivo-fóbicos

2. Según la *forma*
   trastornos obsesivos puros
   obsesiones especulativas
   escrúpulos
   recuerdos obsesivos
   pureza corporal
   orden y simetría
   religioso

3. Según el *contenido*
   moral-filosófico

---

peligros interiores y exteriores
actividades comprobatorias
temporalidad (pasado, presente y/o futuro)
ritmo del tiempo (lento, paralizado, rápido)
fenómenos obsesivos normales
obsesiones juveniles (crisis de la pubertad)
neurosis obsesiva

4. Según el *tipo de enfermedad*
enfermedad obsesiva (es la más grave)
enfermedades neurológicas
obsesiones secundarias
enfermedades psiquiátricas
enfermedades generales
personalidad obsesiva

5. Según el *número de obsesiones*
simples
múltiples
lavarse las manos
tener que contarlo todo

6. *Compulsiones* más frecuentes
tocar, no tocar algo o a alguien
comprobar luces, llaves, puertas, etc.
lavarse otras partes del cuerpo
tener que mirar o no mirar algo
pensamiento obsesivo (ideas, imágenes)

Hagamos un breve repaso a la clasificación expuesta.

1. Según el *comienzo* es habitual que ya en la adolescencia y primera juventud afloren algunos escrúpulos morales que, más tarde, con el paso de los años, se transforman en verdaderas obsesiones. Lo más frecuente suele ser que se inicien de modo subagudo o crónico, es decir, lentamente, poco a poco, de manera sucesiva. Son infrecuentes aquellas que solo se observan en la tercera edad; en ese caso suelen deberse a trastornos vasculares cerebrales (arteriosclerosis, demencia senil, etcétera) o a enfermedades neurológicas graves.

2. Según la *forma* hay que señalar los siguientes: los *trastornos obsesivo-compulsivos,* que llevan implícita una sed de actividades que son simultáneamente queridas y rechazadas. La nota dominante estriba en el temor que produce la compulsión y la lucha absurda contra esa obsesión. Los *trastornos obsesivo-fóbicos* asocian esas dos áreas: el temor irresistible, por un lado, y ese «dominar sin motivo» que se asienta en el escenario mental. Ejemplo de este tipo de trastornos es la *nosofobia*, que

se define como un temor desproporcionado y atroz a padecer alguna enfermedad. Se trata de una obsesión que no desaparece de la cabeza del individuo. Los *trastornos obsesivos puros* no se producen ni como consecuencia de compulsiones ni de fobias. Son de tres clases:

—Los *escrúpulos*, que son dudas y temores respecto de la ética y moral de los actos. Existen unos escrúpulos que son normales y que asoman en la adolescencia, pero, una vez aclarado el tema, vuelve la tranquilidad al sujeto. En cambio, en los *escrúpulos patológicos*, tras una explicación clara de lo que les pasa, esas personas no se quedan tranquilas y vuelven una y otra vez a sus dudas, inquietudes y matices. *La duda es un tormento tan grande o mayor que la ansiedad misma.* Los temas religiosos pueden estar en primer plano y los escrúpulos en segundo, estableciéndose entre ellos una estrecha relación; no es el moralista el que debe intervenir primordialmente, sino el psiquiatra.

—Los *recuerdos obsesivos,* que son representaciones de sucesos pasados que no se pueden olvidar.

—Las *obsesiones especulativas* se muestran a través de preguntas imperiosas que piden una respuesta inmediata y que se siguen de otras interrogaciones, la mayoría de las veces insólitas y absurdas: «¿Y si los pájaros mamasen?». «¿Cuántas islas habrá en los cinco continentes?». «¿Seré yo homosexual?»...

3. Según el *contenido* podemos distinguir los siguientes tipos:

—Las referidas a la *pureza corporal*: limpieza, temor obsesivo a contaminarse, temor a contraer una infección. Muchas de ellas pueden clasificarse como *temores fóbico-obsesivos*. Se asocian con rituales muy típicos y habituales (lavarse muchas veces al día las manos, ponerse guantes, evitar estrechar la mano de cualquier persona sin más ni más...). Son muy frecuentes.

—Las que aluden al *orden y a la simetría*: se basan en una gran tendencia al perfeccionismo[12] y a la minuciosidad en todo (tan propios de la personalidad obsesiva). El individuo dedica gran parte de su tiempo a procurarse este orden: su habitación debe estar arreglada de un modo concreto, la ropa puesta de esta manera, los libros de aquella otra, la vida programada hasta en sus más mínimos detalles, comprobando esto, aquello y lo de más allá. *Personalidad centrada en un orden enfermizo, con una gran tendencia a clasificar, colocar, situar, arreglar...* Aquí se pueden inscribir una gran cantidad de fenómenos: desde contar matrículas de coches a comprobar los colores de estos, pasando por la obsesión de recordar números de teléfono, cifras, datos, etc.

---

12. El perfeccionismo patológico es el caldo de cultivo en donde prospera este *orden enfermizo*.

—En personas con una moral estricta y con una personalidad obsesiva abundan las *obsesiones religiosas*. Es muy característica la imagen del sujeto que va a confesarse y vuelve una y otra vez para contar mejor lo que le ha dicho al sacerdote, matizando sus pormenores de forma detallada y minuciosa. Sobre él planean los sentimientos de culpa y/o condenación, con una escrupulosidad milimétrica. Los pensamientos contra Dios o los santos atormentan su cabeza. Las obsesiones *filosóficas* se dan sobre todo en personas muy introvertidas, muy aficionadas a profundizar en los temas del hombre, entrando en interrogantes y divagaciones sin fin. *Cavilaciones filosóficas obsesivas interminables* que atormentan y que, a diferencia de las que se producen en el hombre sano, no aportan ninguna luz ni traen consigo ningún tipo de paz o serenidad.

—Los temas *morales* se enlazan muchas veces con los religiosos. La obsesión de haber tenido malos pensamientos y el entrar en un autoanálisis sobre la diferencia entre «haber sentido» y «haber consentido» terminan por dejarle en un estado psicológico de postración: derrotado y perplejo, repleto de dudas.

—En cuanto a los temas de *peligros interiores y exteriores,* el inventario puede ser interminable.[13] Suelen ser

---

13. Aquí la figura del sacerdote con formación psicológica es clave. Sus palabras pueden ser de gran utilidad si tiene autoridad moral.

malos presagios infundados, pero persistentes, que deben ser conjurados de los modos más diversos y extravagantes: son fórmulas mágicas. Un paciente mío tenía que llevar en su bolsillo cuando salía de casa un bolígrafo, un pequeño bote con agua (para beberla en caso de necesidad) y una agenda vieja. Si no lo hacía, se encontraba mal en la calle, con una gran ansiedad, y creía que le podía pasar algo. Tenía que volver por ella y recogerla.

Aquí podemos incluir también las *fobias de impulsión,* que son temores a perder el control y herir, dañar o matar a los seres más queridos y a las personas que están más cerca de uno en la vida diaria. A esto llamamos también *obsesión-impulsión de actos criminales,* que va desde atentados morales, incendios *(piromanía)* a impulsiones homicidas o suicidas. Es como un torrente de acciones criminales deseadas y temidas al mismo tiempo. Algo extraño y complejo simultáneamente.

Las *actividades comprobatorias* más observadas son las puertas cerradas por la noche, la llave de gas, de la televisión, de las luces, si las cosas o personas están en su sitio y no en otro, etc. Estas acciones pueden llevarse a cabo unas diez, quince o veinte veces, dependiendo de la gravedad de la enfermedad. Todo es estéril, absurdo y sin sentido, pero no puede dejarse de lado, pues de lo contrario aflora una gran ansiedad que inunda al sujeto de intranquilidad y desasosiego.

En otras ocasiones el paciente se obsesiona con su

pasado y puede hacerlo con algún hecho concreto, recordándolo una y otra vez, repasando mentalmente lo que sucedió, los personajes que estuvieron presentes, las palabras, etc. A veces se enlazan con sentimientos de culpa, reprochándose esto o aquello, siempre sin base, sin fundamento, sin una mínima lógica coherente. En otras es el presente o el futuro, solos o ligados a hechos, experiencias o cuestiones que están por venir. Cuando hablamos del *ritmo del tiempo* nos referimos a la velocidad que este lleva para el sujeto, el *curso subjetivo* que imponen los acontecimientos que se viven. También el *curso objetivo:* hay que medir el tiempo que se tarda en ir de aquí allí, lo que dura este viaje, esta película o aquel programa de televisión.

4. Según el *tipo de enfermedad donde se producen,* debemos distinguir distintas posibilidades. De una parte están los *fenómenos obsesivos normales:* durante unos días se queda en la cabeza una canción, una frase. Esto puede darse en momentos de cansancio, de *surmenage,* de tensión emocional o, simplemente, se trata de algo que por el motivo que sea ha calado más y permanece en la mente durante cierto tiempo. Sin más importancia. Son normales, fisiológicas, no tienen ningún relieve clínico.

Las *obsesiones juveniles* pueden ser también normales, sin más valor, o bien los anticipos de lo que será en el futuro una *neurosis obsesiva* (que es menos grave y tiene mejor pronóstico) o una *enfermedad obsesiva* (más grave y que, en ocasiones, solo tiene salida con la psicocirugía). Ya hemos mencionado la diferencia clínica entre estas dos entidades patológicas.

Las *obsesiones secundarias* son aquellas que se deben a otras enfermedades, y por ello aparecen secundariamente. Las más frecuentes son las que se dan en algunas *enfermedades neurológicas* (como ocurre con las enfermedades de Gilles de la Tourette, en donde hay una invasión de tics que pueden asociarse con ciertas obsesiones, ciertas encefalitis y algunos tipos de epilepsia), *otras enfermedades psiquiátricas* (como los trastornos depresivos, las esquizofrenias o los trastornos de la personalidad, aunque aquí su frecuencia e intensidad tienen menos importancia y suelen ser un añadido de segundo orden dentro de ese cuadro clínico) y *algunas enfermedades generales* (desde gripes complicadas, en las que emergen obsesiones de escasa envergadura, que desaparecen espontáneamente en pocos días, hasta aquellas otras que se pueden registrar en infecciones, enfermedades degenerativas o vasculares, como la arteriosclerosis o la demencia senil).

Ya nos hemos referido antes a la *personalidad obsesiva*. Vamos a resumirla ahora en el siguiente perfil psicológico: personas ordenadas, meticulosas, introvertidas, con poca capacidad para la relación social, muy analíticas, lentas y parsimoniosas en la ejecución de todos sus actos, con preocupaciones permanentes por cosas y temas triviales y sin importancia; personas reiterativas a quienes les cuesta mucho terminar algo, ya que siempre piensan que está inacabado, incompleto, imperfecto; son perfeccionistas y se pierden en los matices, de ahí que sean sujetos poco prácticos; muy cumplidores, aunque son incapaces de distinguir en sus quehaceres diarios lo accesorio de lo fundamental (por su enfermedad). Tienen una afectividad hipercontrolada y viven en estados de ánimo que oscilan de la ansiedad a la tristeza. Se añaden además las siguientes notas: son concienzudos, recelosos, terriblemente observadores, con una necesidad comprobatoria de muchos aspectos de su vida. La rigidez suele ser muy acusada.[14] También la tendencia a observar su propio rendimiento intelectual y profesional.

5. Según el *número de obsesiones,* nos encontramos con aquellas que son únicas *(simples).* Puede tratarse de una frase, una palabra, un número, la matrícula de un coche o algo similar. Hay otras más *complejas,* que son propias de las neurosis obsesivas. En los casos más graves (en la enfermedad obsesiva sobre todo) se producen las *múltiples.* Entonces es conveniente hacer un listado de todas ellas, con el fin de ordenarlas y ver si se puede hacer un tratamiento conductista. Se sistematizan por orden cronológico, si son diarias, alternantes o de tarde en tarde, matizando siempre la intensidad, la frecuencia y la duración.

6. Las compulsiones más frecuentes suelen consistir en *ne-*

---

14. Quizá este sea un síntoma central, la falta de flexibilidad en la conducta, un mundo en dos dimensiones: blanco-negro, bueno-malo... Hay que enseñarle al paciente la importancia de saber relativizar.

cesidad imperiosa e irresistible de hacer algo absurdo e ilógico, pero que pide paso y empuja a que el sujeto lo realice. Si no lo hace, se apodera de él una ansiedad enorme con muchas manifestaciones físicas: taquicardia, gran sudoración, temblores, etc.

Las más frecuentes en la clínica son la ceremonia de lavarse las manos, tener que tocar ciertos objetos o, por el contrario, no poder tocarlos en absoluto (por temor al contagio, por ejemplo), tener que contar objetos, personas, cifras; comprobar luces, llaves, puertas, etc. Se produce una incapacidad para frenar tanto el impulso en sí mismo como el pensamiento del que se acompaña.

Características de la personalidad obsesiva
Muy ordenadas. Introvertidas.
Meticulosas en grado extremo.
Tendencia a analizarlo todo con detalle.
Rigidez muy marcada.
Dificultad para establecer relaciones sociales.
Tendencia a rumiar (darle muchas vueltas en la cabeza a cualquier cosa).
Preocupación excesiva por todo.
Dificultad para terminar las cosas.
Gran perfeccionismo.
Muy cumplidores en su trabajo (aunque por su enfermedad les cuesta distinguir lo accesorio de lo fundamental).

Poco prácticos para la vida. Afectividad bloqueada.

Necesidad de comprobar muchas cosas.

Tendencia a observar el propio rendimiento profesional e intelectual.

Conducta por lo general inhibida.

Tendencia a hacer atribuciones generalizadoras.

Gran intolerancia a la más mínima incertidumbre.

Temor enorme al descontrol emocional.

Hipersensibilidad psicológica (todo les afecta en exceso).

7. Por último, la clasificación menciona las *diversas manifestaciones obsesivas,* distribuidas en cuatro grupos:

a) Los *pensamientos obsesivos,* que son, además de ideas, imágenes, recuerdos, percepciones, representaciones, etc. La célula fundamental es la idea obsesiva, que es forzada y que se impone de forma absurda, ilógica y ridícula. Dicen estos sujetos: «Mi cabeza no para». «Se me ocurren unas cosas rarísimas». «Siempre temo a mi cabeza, a que me cuele algo dentro y luego me cueste un enorme trabajo echarlo fuera».

b) Las *compulsiones,* que ya han sido tratadas en las páginas que preceden.

c) Los *ritos y ceremoniales obsesivos,* que son el modo en que el enfermo se defiende de esos pensamientos. *Son como conjuros mágicos que le liberan momentáneamente.*

d) Por último, está el *fondo psicasténico,* que es el que alienta todo este conjunto de trastornos.

Obsesión y suicidio

Todos los fenómenos que desde la *ansiedad* se encaminan hacia la *fobia,* y más tarde se deslizan a las *obsesiones,* pueden seguir después por una pendiente que desemboca en el *suicidio.* Pero ¿de qué forma puede presentarse el suicidio desde la perspectiva del mundo obsesivo? Vamos a situar los siguientes pasos: *idea dominante de suicidio, idea fija de suicidio, fobia al suicidio, idea obsesiva de suicidio.*

La *idea dominante de suicidio* se ha ido instalando paulatinamente, la mayoría de las veces a través de una depresión con algunos ingredientes de ansiedad. En bastantes ocasiones hay previamente algunas idas y venidas de ideas que se mueven en torno a disquisiciones filosóficas sobre la muerte. Al comienzo es de carácter general (la muerte en sentido abstracto), pero más tarde se personaliza y zarandea al sujeto.

Después nos encontramos con la *idea fija de suicidio.* Es un paso hacia delante en el camino hacia este. Es más dura y su experiencia más trágica. El individuo ya no se limita solo a darle vueltas en la cabeza a este tema, sino que ahora asoma la posibilidad de morir en sus propias manos. Esta se instala con fuerza. Muchos de estos enfermos nos dicen: «Vemos representada la muerte propia, dada por uno mismo». Se podría definir esta idea como una *idea parásita*.

Más tarde, asoma la *fobia al suicidio*, que es un temor irresistible a perder el control y suicidarse. Suele tener unos antecedentes muy específicos: *la fobia impulsiva a agredir*, que se sitúa en torno a la *fobia al homicidio*. En resumen, *agresión hacia fuera* (homicidio) o *hacia dentro* (suicidio). Ese estado está lleno de ansiedad, inquietud y desasosiego.

Diferencias entre fobias y obsesiones

Fobias

El trastorno se centra en la *conducta* preferentemente.

Se viven como fenómenos propios.

Temor desproporcionado, de gran intensidad, a entrar en contacto con el objeto, situación o persona fóbicos.

El contenido es lógico y comprensible (tiene sentido).

Hay una actividad mental moderada.

Conducta de huida y aplazamiento.

Se apoya en los demás, los necesita (el agorafóbico sale a la calle si va acompañado).

Comportamiento social normal, salvo cuando se entra en relación con el objeto productor de la fobia.

Personalidad: puede ser normal si la fobia no le incapacita para hacer una vida sana.

La afectividad suele estar sana.

Obsesiones

El trastorno se centra en el *pensamiento*, sobre todo.

Se experimentan como extraños a uno mismo.

Ideas, pensamientos, imágenes, recuerdos que circulan dentro y que están cargados de ansiedad.

El contenido es absurdo, irracional e incomprensible (no tiene sentido).

Hay un no parar permanente de pensamientos que van y vienen.

Conducta de lucha y entrega (alternando).

Se aleja de los demás, termina por aislarse.

Comportamiento social patológico (anormal): cada vez se relaciona menos y peor.

Personalidad llamada *anancástica*: introvertida, rígida, meticulosa, muy analítica, siempre dándole vueltas a todo, hipersensible, perfeccionista, con tendencia a la duda.

Afectividad bloqueada.

Y, por último, emerge la *idea obsesiva de suicidio*,[15] ya mucho más consistente y pétrea. Si en el estadio anterior el sujeto tenía la impresión de que aún podía librarse de su

---

15. Aquí el psiquiatra y el psicólogo deben analizar bien el fenómeno: ¿cuándo empezó, cómo se fue instalando, coincidió con la muerte de alguna persona cercana..., es intermitente o diario, aumenta con alguna circunstancia concreta?, etc.

persistencia, ahora va a tener la impresión contraria. No puede desecharla. Se ha clavado ya en su mente, atormentándole. Tiene «la obligación o la coacción» patológica, enfermiza, de pensar y repensar en esa idea. Aquí se van a mezclar representaciones obsesivas, que son como una mezcla de sentimientos e impulsos. En la gran mayoría de los casos, esta descansa o se vertebra sobre un *trastorno depresivo mayor.*[16]

Vamos ahora a presentar una *escala de evaluación del riesgo de suicidio,* esto es, un método para medir o cuantificar la intensidad de estos impulsos, con el fin de valorar con más precisión esas tendencias autoagresivas. *Toda escala de comportamiento pretende obtener una información cuantificada, objetiva.* Se trata de cuantificar lo cualitativo: la tristeza, la ansiedad o, en este caso, el riesgo de suicidio. Tienen una gran utilidad práctica. Esta que ahora presentamos es *autovalorada,* lo que quiere decir que es el propio sujeto el que responde, sin la ayuda ni del médico ni de ninguna otra persona del equipo de tratamiento. Son veinte ítems o cuestiones valoradas de 0 a 4. La máxima puntuación se sitúa en 80. A partir de 30 puntos es importante consultar con un psiquiatra porque es necesario seguir un tratamiento médico. Tiene, además, la ventaja de que permite un seguimiento del sujeto desde el principio del tratamiento, pudiéndose así observar cómo responde a la medicación y a las distintas medidas terapéuticas arbitradas.

---

16. Esto debo subrayarlo: el empleo de antidepresivos vía oral, intramuscular o intravenosa suele producir efectos muy positivos.

Escala de Rojas para valorar el riesgo de suicidio (explicación y puntuación de cada ítem)

Investigador ....

N.º historia clínica ....

Enfermo ....

Fechas

1. Estado de ánimo deprimido

2. Impotencia para la vida

3. Diselpidia

4. Inhibición de agresiones

5. Aborrecimiento de sí mismo

6. Llanto

7. Sentimiento de culpa

8. Sentimientos de fracaso

9. Plano cognitivo

10. Aislamiento
11. Asertividad
12. Deseos de muerte
13. Impulsos de suicidio
14. Concreción de la inclinación suicida
15. Pérdida del apetito
16. Pérdida de peso
17. Imposibilidad para trabajar
18. Libido
19. Sueños de autoaniquilación
20. Insomnio

Escala de Rojas para valorar el riesgo de suicidio

1. Estado de ánimo deprimido

0. No me encuentro deprimido.
1. Me siento ligeramente deprimido, bajo de ánimo. No tengo ganas de nada.
2. Tengo bastante pena.
3. Estoy profundamente triste y abatido.
4. Tengo tal tristeza que ya no puedo más.

2. Impotencia para la vida

0. Me siento capaz de realizar mi vida.
1. Me encuentro con pocas fuerzas y vigor para vivir.
2. Me veo con pocas posibilidades de salir adelante. Estoy cansado de la vida.
3. Soy impotente para llevar mi vida hacia delante. No tengo ganas de vivir.
4. No puedo seguir así. No tengo fuerzas para nada. Es imposible la vida.

3. Diselpidia (desesperanza)

0. No me siento desesperado.
1. Estoy algo desalentado (decepcionado).
2. Estoy desmoralizado. Veo muy mal el futuro.
3. Tengo una gran desesperación. Es muy difícil salir de donde estoy.
4. Tengo una profunda desesperanza. Ya no puedo esperar nada mío ni de nadie.

4. Inhibición de agresiones

0. Cuando es necesario, manifiesto claramente mis reacciones agresivas y mi descontento por algo.
1. A veces contengo mis reacciones agresivas.
2. Suelo contener con frecuencia mis reacciones agresivas.
3. La mayoría de las veces me abstengo de protestar cuando me hacen algo desagradable.
4. Siempre inhibo (contengo) mi agresividad y me retraigo de protestar, sea lo que sea y ante quien sea.

5. Aborrecimiento de sí mismo

0. No me aborrezco.
1. A veces estoy descontento conmigo mismo.
2. Con bastante frecuencia reniego de mí mismo.
3. La mayoría de las veces me odio y desprecio.
4. Me detesto como persona.

6. Llanto

0. No lloro casi nunca.
1. A veces lloro.
2. Ahora lloro más de lo normal.
3. Me paso el día llorando.
4. Quisiera llorar y desahogarme y ya ni eso puedo.

7. Sentimiento de culpa

0. No me siento culpable.
1. A veces me siento culpable.

2. Muchas veces veo que tengo yo la culpa de todo.
3. Siempre pienso que es mi culpa, por mis errores.
4. Soy absolutamente culpable de todo, no tengo perdón.

8. Sentimiento de fracaso

0. No me siento fracasado.
1. A veces me siento fracasado.
2. Muchas veces me veo como una persona malograda y desengañada.
3. La mayoría de las veces tengo delante el infortunio y el fracaso de mi vida.
4. He fracasado en la vida y me encuentro absolutamente frustrado. No valgo nada.

9. Plano cognitivo

0. Percibo todo igual que antes. Mis observaciones, pensamientos, ideas y juicios son como han sido siempre. Me veo a mí mismo, a mi futuro y a lo que me rodea igual que siempre.
1. Últimamente lo que veo, mis recuerdos, mis pensamientos, mis juicios son menos positivos. Me veo peor, al igual que a mi futuro y a todo lo que me rodea.
2. Noto que tengo menos capacidad para concentrarme, menos memoria; mis pensamientos son negativos y mis juicios, pesimistas. Todo lo percibo como problemático y difícil de superar.

3. Tengo grandes dificultades para concentrarme. Leo y no capto el contenido. Estoy muy abstraído. Me falla mucho la memoria. Mis pensamientos son tristes. Tiendo a fijarme solo en detalles negativos, a agrandar los problemas y a pensar en términos extremistas (blanco-negro, bueno-malo, amor-odio, útil-inútil, etc.).

4. Todo lo que veo, recuerdo o enjuicio es tremendamente triste. No puedo concentrarme en nada. Veo la vida negra, llena de obstáculos y sin sentido. Me siento vacío de todo y sin apoyo. Estoy en una situación límite.

10. Aislamiento

0. Me comunico y me relaciono igual que siempre.
1. Me cuesta más establecer relaciones, comunicarme, salir, distraerme.
2. Me cuesta bastante establecer relaciones.
3. Es muy difícil para mí tener relaciones sociales y paso el día solo y sin hablar con nadie.
4. Estoy solo, no puedo hablar con nadie, me es imposible comunicarme y relacionarme. Mi soledad e incomunicación son totales.

11. Asertividad (habilidad social)

0. Tengo la misma habilidad social que siempre he tenido. Capto normalmente el compromiso de los demás y lo que significa; sé responder a los estímulos exteriores del mismo modo que siempre.

1. Últimamente doy más explicaciones que antes sobre mi comportamiento.
   Tengo algo menos de habilidad que antes para la relación social.
2. Tengo bastante menos habilidad social que antes. Me cuesta expresar opiniones contrarias a las que escucho. Me quedo un poco parado ante la gente. Me cuesta decir que no. He perdido bastante el contacto con los demás. Si tuviera que ponerme una nota en participación social, esta sería de aprobado bajo o suspenso alto.
3. Mis habilidades sociales han quedado reducidas al mínimo. Ante la gente me quedo sin saber qué hacer ni decir. Me es imposible decir que no. La relación con los demás se me hace imposible. Si tuviera que ponerme una nota en participación social, esta sería de suspenso.
4. Mis habilidades sociales son nulas. Jamás digo que no. Cuando estoy con gente no sé en absoluto lo que hacer ni decir. No tengo ningún interés en entenderme con los demás. Si tuviera que ponerme una nota en participación social, no tendría más remedio que ponerme un cero.

12. Deseos de muerte

0. No deseo morirme.
1. A veces deseo morirme.
2. Muchas veces pienso que sería mejor morirme.
3. Estoy deseando morirme. Yo así no puedo vivir.

4. Ya no puedo más. Esto es insoportable. Mi única ansia (deseo, aspiración) es morirme cuanto antes.

13. Impulso suicida

0. No tengo inclinaciones de hacer nada contra mí mismo.
1. A veces tengo ideas de hacerme daño.
2. Con bastante frecuencia tengo inclinaciones suicidas.
3. Siento fuertes y casi constantes arrebatos (empujones, presiones, incitaciones) suicidas.
4. Lo mejor para mí sería suicidarme, si tuviera fuerzas para ello.

14. Concreción de la inclinación suicida

0. No he tenido ideas de suicidio.
1. A veces he tenido ideas de suicidarme, pero sin pensar en hacerlo de verdad.
2. Bastantes veces he pensado en quitarme la vida e incluso cómo hacerlo.
3. Tengo permanentemente ideas de suicidio, he pensado mucho en cómo hacerlo.
4. Quisiera suicidarme y terminar de una vez. He pensado muchas veces en la forma de hacerlo.

15. Pérdida del apetito

0. Tengo el mismo apetito de siempre.

1. Últimamente he notado que tengo menos ganas de comer.
2. Tengo ahora bastante menos apetito que antes.
3. Tengo cada día menos apetito.
4. He perdido totalmente las ganas de comer.

16. Pérdida de peso

0. Peso igual que antes.
1. Creo que he perdido uno o dos kilos.
2. He perdido tres o cuatro kilos.
3. He perdido de unos cinco a siete kilos.
4. He perdido últimamente más de siete kilos.

17. Imposibilidad para trabajar

0. Puedo trabajar igual que antes.
1. A veces no puedo trabajar, se me han quitado las ganas.
2. Muchas veces me siento sin fuerzas para realizar mi trabajo habitual.
3. Estoy sin ninguna facultad para trabajar.
4. Soy incapaz de llevar a cabo ningún tipo de trabajo.

18. Libido

0. Siento que el sexo me atrae ahora igual que antes.
1. A veces me siento menos atraído hacia el sexo.
2. Veo que cada vez todo lo referente al sexo me interesa menos. Lo hago por cumplir con mi pareja, pero cada día con menos ganas.

3. La vida sexual no me dice nada, me es casi indiferente.
4. He perdido todo el interés por las cuestiones relacionadas con la sexualidad.

19. Sueños de muerte y aniquilación

0. No he soñado últimamente con cosas de muertos, ni de nada por el estilo.
1. Últimamente, en alguna ocasión, he tenido sueños de muertos.
2. He tenido sueños en los que la gente que yo conocía moría. Eran angustiosos.
3. Sueño con mucha frecuencia que personas que conozco y que viven se mueren. Son sueños tristes. Otras veces sueño que me destruyo y que acabo conmigo.
4. Ahora siempre sueño con escenas en las que alguien a quien yo quiero o conozco se muere. Sueño continuamente que me mato, que me quito de en medio.

20. Insomnio

0. Duermo igual que siempre.
1. A veces, de tarde en tarde, duermo mal de noche.
2. Con bastante frecuencia duermo mal por la noche.
3. Casi siempre duermo mal de noche.
4. Tengo un insomnio casi total. Duermo solo tres o cuatro horas.

Tratamiento

Como en casi todas las enfermedades psíquicas es necesario trazar un *diseño terapéutico* que debe ser *pentadimensional* y que comprende los siguientes apartados:

— *Farmacoterapia*: la medicación, que en términos generales es decisiva y va a llevar la voz cantante. No es lo mismo que se trate de *ansiedad generalizada* que se viene manteniendo desde hace un cierto tiempo que si hablamos de una *crisis de ansiedad o ataque de pánico*: que son episodios breves, de corta duración y de gran intensidad en sus síntomas y que producen en el paciente lo que denominamos *miedos anticipatorios*, que es vivir el presente empapado de un futuro incierto, temeroso, que lleva a esa persona a adelantarse en negativo.[17]

---

17. Trataré de explicar esto en lenguaje sencillo, para que pueda entenderlo mucha gente y se dé cuenta de que hoy, con las herramientas farmaco-

—*Psicoterapia*: que consiste en una aproximación a la personalidad y a la conducta. Me referiré en las páginas que siguen a las que son más eficaces y que bien empleadas tienen una acción muy positiva.

—*Socioterapia*: en general en la ansiedad pura, su importancia es muy escasa, pero no en las fobias y en las obsesiones. Consiste en un tratamiento mediante la búsqueda de relaciones sociales sanas, positivas, que ayudan a tener un contacto interpersonal que aporta muchas cosas positivas a estos pacientes. Pero, insisto, son las dos primeras (la *farmacoterapia* y la *psicoterapia*) las que tienen una relevancia primordial.

—*Laborterapia*: que consiste en que esa persona trabaje, esté ocupada y tenga el día lleno. No es lo mismo tener *estrés*[18] que *crisis de ansiedad* o *ansiedad generalizada*. Laborterapia y socioterapia forman un binomio de influencias recíprocas.

—*Biblioterapia*: libros sencillos y claros que ayuden a esa persona a entender mejor lo que le sucede, a saber su origen y a ensayar métodos de afrontamiento que se recogen en esos textos. Y por otra parte, li-

---

lógicas que contamos, la curación de la ansiedad en sus distintas modalidades y forma de presentación tiene un pronóstico muy favorable.

18. Se entiende por esta expresión el ritmo trepidante de vida, sin tiempo para nada más que para trabajar. Un estar desbordado por no haber sabido decir que no a las demandas excesivas laborales. Este concepto tiene unas dimensiones muy ricas y que dan lugar a muy diversas circunstancias en donde la ansiedad aparece, se instala y prospera.

bros en general[19] que evitan que ese paciente pueda llegar a obsesionarse con todo lo que representa la ansiedad.

Farmacoterapia

Se llama *ansiolíticos a aquellos fármacos que disuelven la ansiedad.* La suprimen. Actúan de tal manera que disminuyen y curan su sintomatología. Debo empezar por el *alcohol,* que podríamos calificarlo como un sedante natural, aunque no es lo mismo la cerveza (que tiene unos 6-7 grados) o el vino (que tiene de 12 a 14 grados aproximadamente) que las bebidas destiladas como el whisky, la ginebra o el ron (tienen de 35 a 40 grados), pasando por otros de más alta graduación como el coñac, el anís o el vodka. Los primeros productos sintéticos destinados a disminuir la ansiedad fueron el *hidrato de cloral,* los *bromuros potásicos* y los *barbitúricos.*[20] En 1954 se introdujo el *meprobamato,* que era un relajante muscular de una acción débil y de vida media corta.[21] En 1957 fue Randall quien observó que la *metilamina* tenía unos efectos

---

19. Aquí me refiero a una buena novela, un ensayo, un libro de historia... El psiquiatra y el psicólogo saben que esta medida menor puede ayudar a los que por motivos diversos viven centrados y obsesionados con la ansiedad.

20. Fueron descubiertos por Adolf von Baeyer y tuvieron en ese momento una enorme importancia. Eran tranquilizantes que tenían propiedades para facilitar el sueño.

21. Se llama así al tiempo que ese medicamento se mantiene en sangre y por lo tanto tiene una acción efectiva.

tranquilizantes, relajantes musculares y anticonvulsivantes: a esta familia bioquímica se la denominó *benzodiacepinas*. Desde esa fecha se han sintetizado muchos compuestos y el mercado de fármacos para combatir la ansiedad ha crecido de forma extraordinaria. Hoy nos muestran un esperanzado panorama. Se absorben vía oral (es la de uso más frecuente), intramuscular, intravenosa[22] (en aquellos casos en los que la ansiedad alcanza un nivel de gran intensidad) y rectal.[23]

La acción de las *benzodiacepinas* es similar, a pesar de las diferencias que puedan darse entre unas y otras. Atraviesan las membranas biológicas y tienen buena absorción vía oral a estómago vacío, ya que la absorción puede retrasarse por la presencia de alimentos en el aparato digestivo. Hay una concentración en sangre que puede ser corta, media o de larga duración. Lo expondré en unas tablas con el fin de que se puedan ver a grandes rasgos los matices de cada uno de estos medicamentos.

---

22. La vía endovenosa tiene una eficacia mucho más rápida que las otras dos anteriores, entre 4 y 5 veces más inmediata. Pensemos en un *síndrome de abstinencia* tras la suspensión brusca de la sustancia que produce adicción y que da lugar a un cuadro clínico de una ansiedad extraordinaria. O una *crisis de pánico*. La administración oral alcanza su máxima concentración entre las 2 y las 5 horas, aunque hay aquí muchos matices que trataré de exponer en los cuadros adjuntos.
23. Esta tiene una absorción irregular, por eso es la menos empleada.

Fármaco (nombre comercial)	Vida media (en horas)	Dosis media (aproximada; en mg)
Alprazolam (Trankimazin)	9-20	1
Bentazepam (Tiadipona)	4-5	50-75
Bromacepam (Lexatin)	8-30	6
Clonacepam (Rivotril)	19-60	2
Cloracepato (Tranxilium)	30-60	20

Se *metabolizan* en dos fases distintas, una primera por oxidación y reducción y esta es bastante sensible a la edad, a la posibilidad de que estén tomando otros medicamentos que pueden interferir su acción, también a la aparición de alguna enfermedad hepática y a la ingesta frecuente de alcohol. La segunda fase es más estable.

El *comienzo y la duración del efecto* depende de lo que se llama la liposolubilidad y unos como el **diazepam** tienen un efecto muy rápido y este se termina alrededor de las 8 horas. El **lorazepam** es menos liposoluble, su acción tarda en aparecer, pero permanece más tiempo en el sistema nervioso. La absorción por vía intramuscular y rectal es menos homogénea y, según muchas investigaciones, tiene un menor nivel en el torrente sanguíneo. La vía de perfusión endovenosa requiere que se haga de forma lenta, a un ritmo inferior de 10mg/minuto, y debe reservarse para los casos más urgentes y graves o cuando ese paciente ha tenido crisis de pánico repetidas y que no han respondido a los ansiolíticos prescritos, hay que ser precavidos en relación con la edad.

Su *potencia farmacológica* depende de la sustancia, así las más fuertes, las que tienen una mayor acción frenadora y disolvente de la ansiedad, son, por este orden, el **alprazolam** (Trankimazin), **clonacepam** (Rivotril) y **lorazepam** (Donix, Orfidal, Lorazepam genérico).

Su *excreción* es sobre todo a través del riñón; solo el 10% se expulsa por las heces.

Los *efectos secundarios* es importante tenerlos claros y cuando el paciente rellene el consentimiento informado, hay que explicarle esto con claridad y que, a su vez, él pregunte todo lo que estime oportuno.[24] El psiquiatra que tiene experiencia clínica sabrá discernir cuál es la dosis adecuada para cada paciente.[25]

---

24. Aquí los psiquiatras sobre todo, y en menor medida los médicos de cabecera e internistas, deben ser cautos y saber exponer con sencillez los pros y los contras. Y por supuesto tener presente la edad, si hay algún problema cardíaco, renal, digestivo o una tensión arterial baja o si se están tomando a la vez otros medicamentos. No asustar al paciente de forma innecesaria, sino darle la información clínica adecuada.

25. Las benzodiacepinas circulan en sangre unidas a proteínas plasmáticas, entre el 80 y el 100%. Atraviesan rápidamente la barrera hematoencefálica y tiene una cierta tendencia a acumularse en el tejido cerebral. Y también en los tejidos grasos. Pasan a la leche materna, con lo cual no deben administrarse durante la lactancia, salvo excepciones.

Hay que hacer un seguimiento minucioso de la persona que toma ansiolíticos, tanto de la que los toma de día como de aquella a la que se le ha recomendado medicación para combatir el insomnio.[26]

Clasificación de los ansiolíticos según el tiempo de vida media

De acción larga (vida media de más de 35 horas)	Dosis media (mg/día)
Bromacepam (Lexatin)	10-30
Cloracepato (Tranxilium)	10-30
Clobazam	30-50
Clordiacepóxido (Huberplex)	10-30
Diazepam (Diacepan)	10-30
Halacepam (Alapryl)	40-60
Ketazolam (Gedotime)	15-45

26. Hay muchos tipos de insomnio. Desde dificultad para conciliar el sueño (1 hora o más, 2 o 3; lo que debe ser investigado: desde cuándo, cómo apareció, si han influido en él hábitos de trabajo, necesidad de estudiar de noche o la costumbre de acostarse tarde o un largo etcétera), sueño intermitente, despertar precoz, sueño con pesadillas desagradables o de contenidos ansiosos, sueño no reparador, etc. Existen algunos ansiolíticos que son especialmente eficaces como *inductores del sueño*, entre los que debo destacar: Triazolam (Halción), que está a la cabeza, Fluracepan (Dormodor) o el Clonacepan (Rivotril), que es muy utilizado en la Laboratorios de Sueño. Insisto: hay que vigilar cuánto tiempo se toman y saber que producen adicción. Luego volveré sobre este punto.

De acción intermedia	Dosis media (mg/día)
(vida media aproximada de 30 horas)	
Clonacepam (Rivotril)	4-8
Flunitracepam (Rohipnol)[26 bis]	2-4
Nitracepam (Serenade, Pelson)	5-10

De acción corta	Dosis media (mg/día)
(vida media aproximadamente entre las 10 y 20 horas)	
Alprazolam (Trankimazin)	1-5
Lorazepam (Orfidal, Donix)	1-4
Temacepam (Restoril)	5-15

De acción ultracorta	Dosis media (mg/día)
(vida media de 4 a 6 horas)	
Midazolam (Dormicum)	10
Triazolam (Halcion)[26 bis]	0,25-075
Oxazolam (Hializan)	15-45

Farmacoterapia en las crisis de pánico

Hay aquí un matiz diferencial con respecto a la denominada *ansiedad generalizada*, que es la que hemos visto en el

---

26 bis. Ambos son barbitúricos. El primero ya no está en el mercado. El segundo es un potente inductor del sueño.

apartado anterior. La *crisis de ansiedad o de pánico* la definimos como aquel episodio en el que se produce una inundación masiva de ansiedad, que surge de pronto y que tiene una breve duración (unos minutos) y cuyos principales síntomas son los siguientes: taquicardia, sudoración, pellizco gástrico, dificultad respiratoria, sensación de falta de aire, sinfonía de miedos y temores desdibujados que anuncian malos presagios, temblor de manos... y cuando las manifestaciones suben de intensidad aparecen *tres espectros amenazadores* que son el temor a la muerte, el temor a la locura y el miedo a perder el control de uno mismo.[27] Esto produce, poco a poco, un *miedo anticipatorio*, la posibilidad de que eso se repita produce *terror* y hace que esa persona inconscientemente dramatice cualquier síntoma físico o psicológico que asome. La mejor *estrategia para afrontar una crisis de pánico* debe constar de los siguientes pasos:

1. *Medicación de mantenimiento*: el paciente debe tomar los ansiolíticos prescritos por el psiquiatra a las dosis adecuadas a su caso y esa dosis debe ser disminuida o aumentada en función de su evolución. Transmitiendo siempre confianza, serenidad.

2. *Mensajes cognitivos positivos*: se trata de una especie de *mensajería privada mental*, a base de una serie de

---

27. Esto no lo dice así el paciente inmerso en plena crisis, sino que el análisis que hacemos nosotros nos lleva a espigar estas tres sensaciones tan fuertes, que pueden aparecer aisladas cada una de ellas o las tres a la vez. Por eso la vivencia del pánico se hace inolvidable, por su dureza.

frases breves que le damos (el psicólogo y el psiquiatra) a esa persona, con el fin de *neutralizar* las manifestaciones de la ansiedad cuando aparezcan de forma clara o sinuosa. Esas frases deben ser consensuadas con el paciente y que él las sienta como propias, aportando alguna de su propia cosecha.

3. *Medicación especial de acción rápida para llevarla siempre consigo*: se trata de un *fast acting medication*, un ansiolítico que tiene una eficacia pronta y que ya le produce al propio sujeto una seguridad añadida. En la lista que he puesto en las páginas precedentes podemos encontrar alguno de estos fármacos, que este lleva en un pastillero y que podríamos decir que es «como la tranquilidad en el bolsillo». El Alprazolam (Trankimazin), el Lorazepam (Orfidal, Lorazepam), así como el Clordiacepóxido (Huberplex) son muy útiles.

4. *Técnicas de relajación respiratoria*: deben ser sencillas y aplicadas al paciente cuando está más o menos bien y si es posible, en plena crisis de pánico o cuando el nivel de ansiedad es muy alto. Hay que enseñarle a practicarla y, según su nivel psicológico e intelectual, podemos recurrir a unas más simples o a otras de mayor complejidad.

Todos estos fármacos constituyen el llamado grupo de las *benzodiacepinas,* que son los más eficaces para reducir el nivel general de ansiedad. Como ya expusimos (aunque brevemente) en el capítulo i, actúan sobre el sistema límbico y la corteza cerebral. Tienen los siguientes efectos, por este orden de importancia:

1. *Efecto disolvente de la ansiedad.* Todos estos medicamentos lo tienen, aunque con bastantes matices. Así, el *diazepam* (Diazepan, Valium, Tepazepan, Aneurol) es el más común y tiene un efecto medio muy eficaz en este sentido. Por el contrario, el *lorazepam* (Orfidal, Idalprem, Sedicepan, Loracepam) es cinco veces más activo que los demás en este sentido.

2. *Efecto de relajación muscular.* La gran mayoría son capaces de producir *miorrelajación.* Los más eficaces en ello son los fármacos pertenecientes a la familia *diazepam* (Valium) y después el *bromacepam* (Lexatin, Sintrogel).

3. *Efecto facilitador del sueño.* También denominada *acción hipnótica o inductora del sueño.* Tres de los más importantes de ellos se consideran *hipnofacilitadores:* el *flunitrazepam* (Rohipnol), cuyo uso es habitual en la clínica y que debe administrarse una media hora antes de acostarse, con un tiempo de latencia (tiempo en el que comienza su efecto) de unos quince minutos; su efecto dura de seis a ocho horas, sin efecto residual matinal; el *triazolam* (Halción), que es otro excelente fármaco, y el *fluracepan* (Dormodor). Estos no son propiamente ansiolíticos en sentido estricto. Las benzodiacepinas tienen una actuación en este campo, aunque con variaciones. Nosotros utilizamos mucho el *alprazolam* (Tranki-

mazin), el *lorazepam* (Orfidal) y el *nitracepam* (Mogadon).

4. *Efecto anticonvulsivo.* Tal es el caso del *diazepam,* que lo empleamos frecuentemente por vía endovenosa. También se utiliza el *clobazan* (Noiafren, Clarmyl). No obstante, hoy se sabe que su efecto es transitorio y que tiende a desaparecer si se utilizan frecuentemente.

Principales acciones de las benzodiacepinas

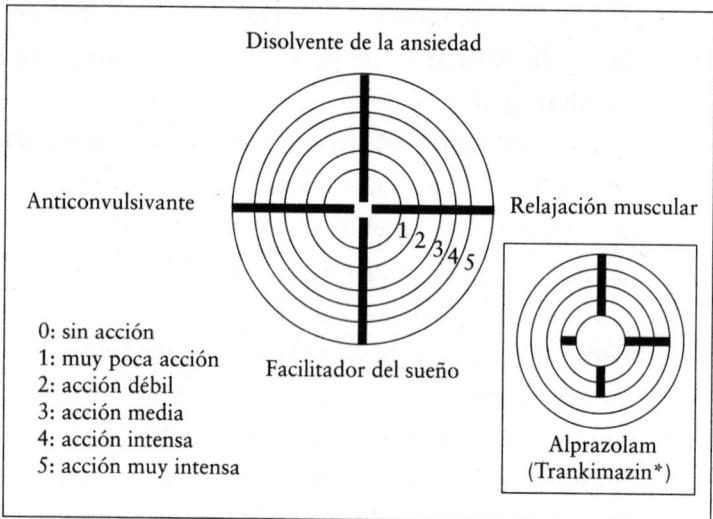

Disolvente de la ansiedad

Anticonvulsivante

Relajación muscular

1
2
3
4
5

0: sin acción
1: muy poca acción
2: acción débil
3: acción media
4: acción intensa
5: acción muy intensa

Facilitador del sueño

Alprazolam
(Trankimazin*)

Existen además otros fármacos que también actúan como ansiolíticos, aunque ya este no es su primordial efecto. Los utilizamos a menudo, pues no hay que olvidar las variedades de presentación de la ansiedad, así como su asociación a otros cuadros clínicos (depresión, fobias, obsesiones, insomnio, etc.).

Son muy frecuentes los *betabloqueantes*, que son sustancias que bloquean unos receptores de las células periféricas y que en los últimos años han demostrado su eficacia en este campo. Se han utilizado especialmente en cardiología: infarto de miocardio, taquicardias, hipertensión arterial, etc. También se han empleado en los desequilibrios vegetativos y casos de hipertiroidismo. Los más usados: *propanolol* (Sumial), *oxprenolol* (Trasicor) y el *timolol* (Blocadren); están contraindicados en el asma bronquial.

Entre los *tranquilizantes menores* el más importante es el *meprobamato,* que actúa relajando los músculos (Dapaz, Miltamato, Miltown, Mepavlon). Fueron los primeros y aún conservan su radio de acción. Cuando la ansiedad es extraordinaria, incluso con temblores y agitación, recurrimos a los *tranquilizantes mayores,* cuyo primer exponente son las *butirofenonas* (Haloperidol, Triperidol). Tienen una excelente utilidad, pero deben suministrarse asociados a los correctores extrapiramidales, ya que tienen efectos secundarios sobre el sistema extrapiramidal. Otros: *levopromacina* (Sinogan) y *tioridacina* (Meleril).

Jerarquía de fármacos para combatir la ansiedad

1.º Ansiolíticos
2.º Betabloqueantes
3.º Tranquilizantes menores
4.º Tranquilizantes mayores
5.º Facilitadores del sueño
6.º Antidepresivos
7.º Antihistamínicos
8.º Algunos analgésicos
9.º Anestésicos (en algún caso excepcional)
10.º Asociación de algunos de ellos

Precauciones y efectos secundarios de las benzodiacepinas

Precauciones

No deben emplearse en los tres primeros meses del embarazo. Está contraindicado tomar alcohol al mismo tiempo (depresión, SNC).

Los antiácidos disminuyen su velocidad de absorción.

Los antidepresivos aumentan su acción sedante.

Las píldoras contraceptivas disminuyen su acción ansiolítica.

Debe controlarse la tensión arterial al principio del tratamiento.

Los barbitúricos incrementan su efecto. Debe vigilarse su efecto en personas muy delgadas e hipersensibles a este tipo de fármacos.

Precaución en niños y ancianos.

Usarlos con vigilancia en enfermos respiratorios (riesgo de depresión respiratoria, por acción sobre el SNC).

Efectos secundarios

Sequedad de boca.

Somnolencia al principio (es conveniente empezar con dosis bajas).

Sensación de mareo e inestabilidad espacial.

Dificultades en la marcha (solo al principio).

Sensación de pesadez en la cabeza.

Estreñimiento (a veces puede ser muy ostensible).

Visión borrosa.

Dificultades en la memoria reciente.

Disminución de la libido sexual.

En algunas ocasiones, *reacciones paradójicas:* inquietud, más ansiedad, agitación, irritabilidad, insomnio, humor oscilante.

Descenso del rendimiento intelectual (solo al principio).

Dependencia y forma de supresión

A dosis altas, existe el riesgo de la dependencia (no puede dejarse).

Su riesgo de dependencia es inferior a los facilitadores del sueño.

Después de tomarlas mucho tiempo, no pueden interrumpirse bruscamente, sino de forma gradual: sustituyéndolas por otras más suaves.

Que el sujeto no tome la medicación por su propia cuenta, ni que aumente la dosis por su cuenta y riesgo.

Todas las benzodiacepinas producen una cierta dependencia.

SNC = Sistema nervioso central

Psicoterapia

Mientras la ansiedad sea muy marcada, el tratamiento de elección es medicamentoso. Cuando el nivel de esta haya descendido, deben emplearse algunas técnicas psicoterapéuticas.

¿Qué es la psicoterapia? Se puede decir que *es aquella relación médico-enfermo a través de la cual desaparece la ansiedad y se crea un clima de influencia positiva que permite corregir los mecanismos inadecuados de la personalidad*. Esa es su grandeza. Hay que hacer una distinción a priori. Existe una *actitud psicoterapéutica*: aquella que tiene cualquier médico de la especialidad que sea ante su enfermo, y que consiste en tener capacidad de comprensión, ponerse en el lugar del otro y ser capaz de establecer un *rapport* cordial y una atmósfera en la que el paciente pueda abrirse y contar su intimidad, sin ningún tipo de recelo. Existen, además, las distintas *técnicas terapéuticas,* que tienen ya una indicación precisa y unos esquemas de actuación concretos y delimitados.

¿Cuáles son esas *técnicas,* o cuáles son las que tienen más utilidad en el caso que nos ocupa, la ansiedad? En principio, los objetivos de toda psicoterapia son ayudar a comprenderse uno mejor a sí mismo; saber conocer e interpretar mejor la realidad; aprender a tener un mayor autocontrol: dominar los impulsos y llegar a ser dueño de uno mismo; ir teniendo reacciones más lógicas y comprensibles en las que exista una mejor relación estímulo-respuesta. En definitiva, ir consiguiendo una armonía de la personalidad o, dicho en términos coloquiales, encontrarse a uno mismo, llegar a ser individuo, sujeto, persona, alguien con un estilo y un sello propios y particulares. Esto traerá consigo una mayor libertad interior y una mayor responsabilidad. Veamos someramente las técnicas que deben manejarse aquí.[28] La técnica más habitual es la *psicoterapia de apoyo,* que consiste en explicarle al sujeto lo que le pasa. Esto le tranquiliza y de algún modo le hace comprender lo que le sucede. Además de la farmacoterapia, se le dan algunas pautas psicológicas sencillas para el futuro, sobre todo si este ha quedado marcado por el impacto de alguna crisis de ansiedad. En tal caso, puede haber reaccionado con un temor intenso, o incluso fóbico, a salir a la calle, a

---

28. Lo más frecuente aquí es ayudarle a desdramatizar su *preocupación patológica*: vivir adelantándose en lo negativo.

ir a ciertos sitios donde estuvo envuelto en ansiedad o donde se produjo la crisis, etc. Puede ser muy conveniente darle una medicación para que lleve siempre consigo y que tome en los casos de necesidad.

La *psicoterapia existencial* puede ser interesante en los casos de una ansiedad envuelta en conflictos biográficos. Entonces el recorrido por el pasado puede ser conveniente y, a la vez, curativo.

La *psicoterapia de Adler* pone sobre el tapete los complejos de inferioridad y la inseguridad. Pretende fortalecer la personalidad e ir desmontando estas actitudes.

La *psicoterapia de Jung* tiene un sentido metafísico: pedagogía y concreción de ideales. Tiende a reunir elementos psicológicos de diversas áreas, con el fin de que se vaya produciendo una metamorfosis de la personalidad y una progresiva y mayor seguridad.

La *psicoterapia psicodinámica* bucea en los motivos que se han ido observando a lo largo del despliegue personal. Puede ser muy útil en aquellos casos que se dirigen hacia las enfermedades psicosomáticas, partiendo de la ansiedad. Además, descubre y analiza los traumas afectivos, intentando que se superen y no dejen una huella permanente, que sería el germen de una futura neurotización o de una personalidad cada vez más conflictiva, difícil y ansiógena.

El *psicoanálisis de Freud* tiene escasa utilidad práctica para la ansiedad, tanto en las crisis como en las formas generalizadas. Es útil para ahondar en el conocimiento propio, conocer mejor los mecanismos de la personalidad y las influencias de las figuras parentales en el troquelado de la personalidad.

Las técnicas de *hipnosis* y la *sugestión* pueden tener efectos beneficiosos. Ambas utilizan la atención y la estimulación verbal mediante la entrada en una especie de trance o comunicación hipnótica, que es una forma particular de transferencia. Estos métodos tienen una eficacia moderada y dependen también del tipo de personalidad del que los recibe.

Son muy interesantes los *métodos de relajación*,[29] que van desde el *entrenamiento autógeno* a las *hipnosis fraccionadas,* pasando por técnicas sencillas en las que el sujeto se ayuda de un libro o de una casete, con lo cual termina aprendiendo a relajar sus tensiones y a controlarse mejor. El *entrenamiento autógeno* de Schultz-Hencke consiste precisamente en enseñar la relajación miembro por miembro. Se parece algo a la hipnosis, ya que en muchos casos al final se logra un semisueño. La *hipnosis fraccionada* de Kretschmer: se combinan los ejercicios de relajación con otros de fijación. Relajación paulatina de grupos musculares.

Puede ser útil emplear, en intervalos breves de tiempo, una técnica de relajación y ansiolíticos en perfusión endovenosa. De tal modo, se facilita el aprendizaje con una medicación puesta directamente en el torrente circulatorio. Las *psicoterapias colectivas* pueden ser aplicadas a posteriori, una vez que se han colapsado los síntomas más típi-

---

29. Ya me he referido a ellos. Son muy adecuados y, bien utilizados, frenan la *hiperventilación* de la ansiedad.

cos de la ansiedad, pero nunca al principio o como terapia fundamental. Van desde la *terapia ocupacional* a la más frecuente de todas, la *psicoterapia de grupo,* muy conocida incluso a nivel popular. También existen las *terapias institucionales,* que se desarrollan en un medio hospitalario. En la misma línea está el *psicodrama,* que consiste en la representación escénica de los dramas y traumas personales, primero desempeñando cada uno su papel y, después, cambiando los roles con el fin de profundizar en el resto de los componentes de ese minigrupo.

Por último, un apartado de enorme importancia en las fobias y obsesiones: la *terapia conductista* en sus diversos métodos y la más reciente *terapia cognitiva.* La primera es desandar el aprendizaje anómalo, como sucede en las fobias; la conducta anómala ha sido adquirida por un aprendizaje defectuoso o incorrecto. Su eliminación tiene que llevarse a cabo, además de por un aporte medicamentoso básico, por el empleo de estas técnicas. Son muchas y variadas, cada una con matices y derivaciones que se amoldan al caso en concreto.

La segunda pretende recomponer el *lenguaje interior del sujeto,* es decir, corregir los procesos defectuosos de recogida de la información que le llega tanto de fuera como de sí mismo: ideas, pensamientos, recuerdos, juicios, valoraciones, forma de pensar, etc. Decía un enfermo mío, como ejemplo de errores en el procesamiento de la información: «Doctor, no sé qué me pasa, pero tengo una habilidad especial para fijarme en alguien que tiene un defecto físico o para observar a una persona amargada... Siempre capto lo negativo». Este sujeto neurótico ha aprendido a detenerse y hacer suyo todo lo que ve, pero sesgadamente, siempre con esas notas negativas que le han ido llevando con el paso del tiempo a ser un enfermo psíquico, que vive además con bastantes dosis de ansiedad.

Por último, la *logoterapia* de Victor Frankl pretende hacer recobrar el sentido de la vida. Muchos enfermos ansiosos tienen la vida vacía, hueca, sin objetivos, y están sumidos en un presente sin horizontes. Hay que absorber y digerir las frustraciones, los problemas y las dificultades que la existencia plantea. Frankl propone metas espirituales, trascendentes: el desarrollo de los valores artísticos, creativos y espirituales.

Toda psicoterapia que se precie de tal debe estar centrada en el *insight* o autoconocimiento. Para ello siempre se necesita tiempo y que el psicoterapeuta tenga una fuerte personalidad, madurez emocional e intelectual, sensibilidad, un cierto grado de intuición, capacidad de empatía, flexibilidad y comprensión, así como criterios psicológicos sólidos y una buena formación psicológica teórica y práctica.

En nuestra actividad clínica diaria utilizamos muy a menudo *técnicas de autocontrol emocional*, tales como las de relajación progresiva y respiración, las de detención del pensamiento, las de rechazo de ideas irracionales (de gran utilidad en fobias y en obsesiones ligeras), técnicas para aprender a hacer disminuir la ansiedad y atemperar las reacciones del estrés, así como las que pretenden corregir hábitos deficientes en la comida (anorexia, bulimia).

Socioterapia

Aquí buscamos que el medio del sujeto ansioso mejore. En su entorno debemos distinguir los siguientes planos: el *familiar,* que puede en muchas ocasiones generar ansiedad o mantenerla. Piénsese en las familias rotas, separadas, que tanto abundan en nuestros días en el mundo occidental. Igual sucede con las familias neuróticas o aquellas otras que viven en un ambiente cargado de tensiones.

Después nos encontramos con el plano del *trabajo profesional.* Hay ambientes sórdidos, muy negativos, llenos de una competitividad malsana y con una comunicación mínima y tensa.

El plano de las *amistades próximas y remotas.* En personas aisladas, sin trato con gente, con una vida monótona y gris, sin incentivos, ni planes, ni objetivos, ni proyectos y sin una vida compartida, es difícil extraer la ansiedad, salvo la que es expulsada farmacológicamente. La amistad es uno de los grandes patrimonios de la vida. Cuesta conseguirla, pero sus frutos llenan el corazón del hombre.

Socioterapia es ampliar el medio social, mejorarlo, abrir nuevas perspectivas buscando el apoyo, la comprensión y el intercambio con personas más o menos afines. En la consulta diaria nos enfrentamos con problemas de esta naturaleza todos los días. Por eso todo diseño terapéutico debe ser tridimensional: bio-psicosocial.

Laborterapia

Consiste en procurar que esa persona que tiene ansiedad en sus distintas modalidades (ansiedad generalizada, ansiedad crónica o crisis de pánico) esté ocupada. Bien en su trabajo profesional, o en otras posibles acciones. En el caso de una persona con una ansiedad fuerte que no ha remitido a las terapias comentadas, es peligrosa una baja laboral prolongada.[30] En personas que no tienen trabajo o que están jubilados o que tienen un trabajo a tiempo parcial, hay que discernir correctamente *el tiempo libre* por un lado y la *excesiva soledad* por otro. Este tiene una serie de repercusiones muy interesantes, que dejo al lector para que bucee él mismo en ellas.

Biblioterapia

Aquí, como he mencionado en páginas precedentes, es interesante que se le recomienden libros según su nivel cultural y su cuadro clínico. En personas obsesivas, puede ser negativo, ya que se puede producir una fijación en cuanto

---

30. Tengo la experiencia de que tanto en la ansiedad, como sobre todo en las depresiones, las bajas de trabajo de larga duración pueden ser muy negativas: el sujeto tiene mucho tiempo para observarse física y psicológicamente, cultiva inconscientemente la ansiedad sintiéndose con la etiqueta de enfermo, puede caer en el hospitalismo. El psicólogo y el psiquiatra deben valorar el tiempo de ingreso hospitalario, ayudándole a practicar de forma operativa la *labor* y la *socioterapia*.

a los síntomas e incluso pueden volverse aprensivas[31] y tener un sufrimiento añadido.

Otras medidas

Vamos a referirnos, finalmente, a una serie de medidas adicionales que en algunos casos pueden tener mucha utilidad. La *hidroterapia* va desde baños tibios o calientes, a veces asociados a sales sedantes o relajantes, a cierto tipo de duchas-masaje o, incluso, la asistencia periódica a algún balneario con aguas curativas para procesos artríticos y musculares. Por extensión tienen un efecto ansiolítico.

La *climatoterapia* consiste en buscar en ciertos períodos del año aquellas zonas en donde la temperatura es más adecuada y el clima más estable, con lo que ceden las tensiones ansiosas. Algunas estaciones termales tienen una situación privilegiada, con lo que cubren los dos aspectos apuntados. Las curas termales han tenido una larga tradición y vuelven de nuevo a estar de moda, dada su utilidad.

Las *fisioterapias* constituyen una gama amplia: masajes, vibroterapia, reeducación corporal o kinesiterapia. Este

---

31. La palabra *aprensiva* es del lenguaje coloquial, clínicamente se llama a esto *tendencia a hipocondrizarse*, que significa la inclinación a observarse mucho físicamente y ante cualquier molestia somática alarmarse y pensar en lo peor. Es un estar en guardia, al acecho, obsesivamente pendiente de cualquier molestia y pensar: «Ya vuelve la ansiedad, me voy a poner peor...».

Parte de la psicoterapia consiste en exponerle al paciente este peligro y los caminos que debe seguir para evitarlo.

último apartado es especialmente interesante. La asociación con actividades deportivas, de acuerdo con las condiciones morfológicas y la edad, son también interesantes.

Por último, en algunos casos especiales puede emplearse la *electroterapia:* utilización de corriente continua o farádica y de corrientes alternas de baja frecuencia (farádicas), de alta frecuencia o de onda corta; tiene efectos térmicos, analgésicos, antiespasmódicos y miorrelajantes. En algunos países suele emplearse la *actinoterapia:* radiaciones ultravioleta y especialmente infrarrojas, en casos de ansiedad generalizada y en los hipocondríacos más encarnizados.

La *electroestimulación,* basada en la técnica de Cerletti, puede ser un buen recurso cuando han fallado todos los métodos tradicionales, siempre que se haga previamente un electroencefalograma y una comprobación del funcionamiento cardíaco a nivel general.

Un final: el manejo equilibrado de la *terapia integral*

Termino este breve recorrido llamando la atención de lo importante que es la *terapia integral.* Ser capaces de emplear con arte y oficio esos cinco ingredientes, pero sin olvidar que lo principal es la *farmacoterapia:* la medicación es decisiva de entrada y la *psicoterapia* es clave de salida. Los otros tres componentes *(socioterapia, laborterapia y biblioterapia)* deben ser utilizados según el criterio del psicólogo, del psiquiatra y del equipo terapéutico.

Aprender a darles a las cosas que nos pasan la importancia que realmente tienen

Este encabezamiento corresponde a un principio que podríamos denominar como *justeza de juicio*, capacidad para valorar los hechos que nos suceden en su justa medida. Eso es fácil de decir, pero más difícil de poner en práctica. Para hacer esto en nuestra vida ordinaria, que es un modo de combatir la ansiedad, son necesarias las siguientes premisas:

1. *Saber valorar los sucesos con una visión larga*: esto quiere decir que seamos capaces de mirar en la lejanía, no quedándonos en la anécdota negativa de ese momento o de esa circunstancia. Para eso hace falta tener una buena *inteligencia emocional*,[32] utilizando bien todos los componentes de la afectividad[33] (sentimientos, emociones, pasiones, etc.) y los instrumentos de la razón (la lógica, el pensamiento operativo, el ser muy prácticos a la hora de elaborar una respuesta, etc.). Evitar el apasionamiento excesivo o la reacción brusca que se salga de lo que debe ser normal.[34]

---

32. Goleman la definió como un saber mezclar en la misma operación psicológica corazón y cabeza, sentimientos y argumentos.

33. Recomiendo el trabajo de investigación del serbio Milan Latas: «What is the Relationship of Personality and Ansiety Disorders», XVI World Congress of Psychiatry. Madrid, 2014.

34. Me decía uno de los ayudantes de mi equipo que en los servicios de urgencia en psiquiatría, el diagnóstico más común ahora es el de *reacción adaptativa,* que sigue los criterios de la American Psychiatric Association y

2. *Desdramatizar*: evitar convertir un problema real en un drama. Muchas veces puede ser por la inmediatez de los sucesos o la sorpresa de su aparición. Sopesar los sucesos.

3. *Tener una reacción que sea proporcionada a lo ocurrido*: esto no es otra cosa que un aprendizaje que entraría dentro de la *experiencia de la vida*, que es un saber acumulado que se ha ido depositando en uno a lo largo de la biografía y que tiene una enorme importancia.[35]

---

que puede definirse de la siguiente manera: 1) aparición de síntomas emocionales o de comportamiento debidos a un estrés o hecho concreto que puede ser perfectamente identificable; 2) la reacción es mayor de lo esperable, por los motivos que sean, esa respuesta es desproporcionada; 3) esa respuesta produce un deterioro significativo que afecta a su vida ordinaria; 4) los síntomas pueden ser depresivos, de ansiedad, paranoides (desconfianza, recelo, suspicacia, etc.) o una mezcla de los tres anteriores. Aquí está la pericia del psiquiatra y del psicólogo. Discernir los hechos, ponerlos en su sitio, ordenarlos y transmitirle a ese paciente paz, serenidad y visión a largo plazo, y por supuesto la medicación para rebajar el nivel de ansiedad si fuese necesario. Suelo decir que el único medicamento que no viene en el *Vademécum* (el glosario de los todos los medicamentos que existen en el mercado) es el médico y el psicólogo, esas dos figuras son decisivas.

35. Quiero citar el artículo de Robert Cloninger: «Psychiatry like science of welfard». *World Psychiatry*, 4, 71-76, 2006. El bienestar total y absoluto no puede ser la salud psíquica, porque es un tema utópico. Debemos hablar siempre de una *salud mental relativa*, ya que son muchas las variables que se arremolinan en torno a este concepto. Creo que en las páginas de este libro he hablado suficientemente del tema.

GLOSARIO

ACROFOBIA: fobia (v.) a las alturas, a las cimas, a las cumbres.

ACTINOTERAPIA: tratamiento a base de radiaciones ultra-violetas y/o infrarrojos. Puede tener utilidad en la ansiedad generalizada y en los enfermos hipocondríacos.

AFECTIVIDAD: dícese de todos aquellos fenómenos de naturaleza subjetiva que producen un cambio interno y que se mueven siempre en una dialéctica que se establece entre *aproximación-rechazo* y *tensión-relajación*.

AGORAFOBIA: fobia (v.) a los espacios abiertos.

AICMOFOBIA: fobia (v.) a los alfileres.

ALGOFOBIA: fobia (v.) al dolor. Es decir, un temor de gran intensidad a no ser capaz de sufrir y de resistir el impacto de una enfermedad dolorosa.

AMATOFOBIA: fobia (v.) al polvo.

ANGUSTIA: temor difuso, vago e inconcreto que se percibe como disolución de la propia personalidad. Para muchos autores, detrás de ella se esconde la nada o el vacío. Los síntomas más importantes son de naturaleza física.

ANSIEDAD: estado subjetivo de temor que se caracteriza por un sentimiento de alerta, de estar en guardia, que se vive como anticipación de lo peor. Aquí, la vivencia es especialmente psicológica e intelectual.

ANSIOLÍTICOS: fármacos que actúan sobre las estructuras cerebrales intermedias disolviendo la ansiedad. La mayoría de los fármacos, en su comienzo, derivan de la benzodiacepina. Hoy contamos con un arsenal terapéutico mucho más amplio, que trata de disminuir la ansiedad de los fenómenos según sus características particulares.

ANTIDEPRESIVOS: fármacos que actúan elevando el humor y el estado de ánimo en sujetos con un trastorno depresivo mayor endógeno. Existen muchas familias de antidepresivos (véase Rojas, E.: «Clasificación de los fármacos antidepresivos», Congreso Mundial de Psiquiatría, Resumen de ponencias, Atenas, octubre, 1989).

ANTROPOFOBIA: fobia (v.) a los espacios en los que hay mucha gente (aglomeraciones, reuniones sociales, etc.).

ASERTIVIDAD: capacidad para tener un comportamiento social adecuado, sin agresividad y sin bloqueos de conducta. El término quiere decir «habilidad social».

ASTROFOBIA: fobia (v.) a los astros, a las estrellas.

BETABLOQUEANTES: sustancias que tienen un cierto efecto ansiolítico (v.) y que actúan sobre los receptores de las células periféricas. Su utilización está especialmente indicada siempre que la ansiedad se manifieste en el plano cardíaco (taquicardia, opresión precordial, hipertensión arterial).

CAINOTOFOBIA: fobia (v.) a las novedades.

CANCEROFOBIA: fobia (v.) a padecer cáncer.

CARÁCTER: es aquella parte de la personalidad que recibe más influjos del contacto con el exterior: familia, amigos, lecturas, actividades profesionales, etc. En una palabra, todo el perímetro del hombre le influye y le modifica de alguna forma.

CARDIOFOBIA: fobia (v.) a padecer enfermedades cardíacas. Generalmente, esto se concreta en el infarto de miocardio o la angina de pecho.

CINOFOBIA: fobia (v.) a los perros.

CLAUSTROFOBIA: fobia (v.) a los espacios cerrados (habitaciones pequeñas, ascensores, etc.).

COGNITIVO: concepto psicológico que alude a todo el plano de las ideas, juicios y recuerdos. Hoy sabemos que todo esto entra en nuestro cerebro a través de lo que se denomina *procesamiento de la información*. El cerebro funciona como un ordenador en el que se registra y almacena toda una serie de datos que nos llegan de dentro y de fuera.

COMPULSIÓN: aquellas ideas, pensamientos, imágenes o impulsos obsesivos que se acompañan de ciertos actos, ritos o comprobaciones. No dependen de la voluntad. Un ejemplo típico sería el sujeto que necesita por la noche verificar que todas las llaves de la casa están cerradas, o todas las luces están apagadas, o que ha de lavarse las manos muchas veces al día (30, 40, 50 veces) para evitar contaminarse o adquirir una enfermedad contagiosa. Producen un gran sufrimiento y solo remiten con la aplicación de un tratamiento con tres componentes asociados: fármacos, psicoterapia y medidas socioterapéuticas.

CONDUCTISMO: tratamiento psicológico basado en las leyes del comportamiento siguiendo las relaciones *estímulo-respuesta*. Existen muchas técnicas en este sentido. Su utilidad es especialmente marcada en ciertos casos de ansiedad, fobias, obsesiones, problemas sexuales y trastornos de la conducta conyugal.

DEPRESIÓN: término muy amplio que se ha puesto de moda en los últimos años en la cultura occidental. Puede significar: 1) expresión del *lenguaje coloquial*: tiene solo un valor sociológico y responde a una vulgarización del término; 2) *tipo de personalidad*: la persona depresiva es aquella que desde siempre, desde que es consciente de sí misma, tiene una visión personal y de la realidad negativa y pesimista; 3) *síntoma*: signo que puede aparecer en cualquier tipo de enfermedad general: hepatitis, diabetes, enfermedad neurológica o en cualquier enfermedad de cierta gravedad; 4) como *síndrome* significa conjunto de síntomas; 5) como *enfermedad*: aquí es donde tiene su auténtico sentido clínico este vocablo. La enfermedad depresiva puede definirse como un trastorno de la vitalidad debido a alteraciones importantes en la neuroquímica cerebral (las monoaminas biógenas) cuyos síntomas más importantes son la tristeza, la apatía, la falta de ilusión por la vida, la ansiedad, los sentimientos de culpa y, en los casos más graves, las ideas y/o tendencias suicidas. A grandes rasgos existen dos tipos de depresión: a) *endóge-*

nas (hereditarias en su gran mayoría o debidas a distur-
bios neuroquímicos complejos); *b) exógenas* (se producen por circunstancias de la vida: problemas personales,
profesionales, dificultades económicas, pérdida de seres
queridos, rupturas en la convivencia y todos aquellos aspectos traumáticos que la vida puede traer consigo). Son
frecuentes las depresiones *endo-reactivas*.

DISELPIDIA: término que indica una incapacidad para pro-
yectarse en el futuro o, dicho de otro modo, para vivir
la vida con esperanza. Las principales manifestaciones
son la decepción, el desaliento, la desmoralización y la
poca esperanza de cara al futuro propio, todo lo cual se
desliza hacia la desesperación y la desesperanza.

DISMORFOFOBIA: sentimiento de vergüenza, de disgusto o
fobia (v.) auténtica a percibir antiestéticas ciertas partes
descubiertas del cuerpo. Las zonas más frecuentemente
afectadas en este sentido son nariz, papada, arrugas,
raíz de implantación del pelo, orejas y, menos frecuentemente, las manos.

DISOSMOFOBIA: fobia (v.) a expeler malos olores.

EMOCIÓN: estado subjetivo afectivo más breve que el sentimiento, que suele tener un comienzo por lo general
brusco, súbito, inesperado y que siempre se acompaña
de unos síntomas físicos muy vivos. Un ejemplo sería la
ansiedad (v.): taquicardia, presión precordial, dificultad
respiratoria, despeño diarreico, sequedad de la boca,
erección del vello, etc.

ERITROFOBIA: fobia (v.) a ponerse rojo (dilatación de los

vasos sanguíneo-faciales) ante personas o situaciones difíciles. Es muy característico de la persona tímida, retraída y/o introvertida.

Estrés: estado de tensión excesiva y permanente que se prolonga más allá de las propias fuerzas y que suele deberse a un ritmo de vida vertiginoso y a una hiperactividad imparable. Suele terminar en el infarto de miocardio, la depresión, la ruptura conyugal y/o cambios bruscos negativos de la personalidad (v.).

Fobia: temor de gran intensidad, insuperable, terrible y superior a las propias fuerzas, que se produce ante seres, objetos o situaciones; es necesario diferenciarlo del miedo (v.).

Fotofobia: fobia (v.) a la luz intensa. Se da también en personas retraídas, tímidas, introvertidas y/o neuróticas. Hay que diferenciarla de la molestia real ante la luz que se produce en algunas enfermedades oculares, en las cuales es necesaria una cierta protección para evitar el deslumbramiento.

Galenofobia: fobia (v.) a los médicos.

Galeofobia: fobia (v.) a los gatos.

Ginefobia: fobia (v.) a los ginecólogos.

Glosofobia: fobia (v.) a hablar en público.

Harpaxofobia: fobia (v.) a los ladrones.

Hematofobia: fobia (v.) a la sangre.

Hidrofobia: fobia (v.) al agua.

Hidroterapia: tratamiento a base de baños, duchas o

aguas balnearias para curar no solo enfermedades artríticas o musculares, sino también ciertos estados ansiosos.

HIPNOFACILITADORES: fármacos que ayudan a conciliar el sueño. Existen muchos tipos de insomnios: dificultad para coger el sueño en sus primeros momentos, sueño intermitente, interrupciones del sueño durante la noche, despertar precoz, sonambulismo, sueños con contenido onírico de miedo, terror, pánico o ansiedad.

HIPOCONDRÍA: actitud aprensiva a través de la cual un sujeto está permanentemente atento a las sensaciones de su cuerpo, dándoles una interpretación negativa. El ejemplo más representativo sería Argan, personaje central de la obra de Molière *El enfermo imaginario*. Este sujeto, al no despegarse de su cuerpo, vive continuamente analizando, escrutando y percibiendo todas las sensaciones que brotan en su geografía corporal. Suele ser una enfermedad grave y de mal pronóstico.

INTELIGENCIA: existen más de tres centenares de definiciones de este concepto. Pero se puede definir como la capacidad de síntesis, la capacidad psicológica para distinguir lo accesorio de lo fundamental y la facilidad para ensayar una solución ante un problema nuevo e inesperado. Existen muchos tipos de inteligencia: teórica, práctica, social, analítica, sintética, explicativa, etc. Hoy está bastante superado el término *cociente intelectual*.

KINESITERAPIA: tratamiento de reeducación corporal (masajes, actividad deportiva, vibroterapia).

METALOFOBIA: fobia (v.) a los metales.

MIEDO: temor superable ante seres, objetos o situaciones. Aquí se pueden ensayar caminos de huida o de enfrentamiento racional ante ese temor. El miedo se produce siempre ante algo objetivo, real, evidente y que uno observa con claridad.

MISOFOBIA: fobia (v.) a la suciedad.

MISOGINOFOBIA: fobia (v.) a las mujeres.

MUSOFOBIA: fobia (v.) a los ratones.

NECROFOBIA: fobia (v.) a los cadáveres.

NEUROSIS: término que puede significar muchas cosas. En cualquier caso, todo lo neurótico está precedido por dos notas características: ansiedad y sufrimiento innecesarios. También en este concepto se engarzan los conflictos, los traumas no resueltos y, en definitiva, una personalidad anómala, patológica o desestructurada.

NICTOFOBIA: fobia (v.) a la noche. Es frecuente en los niños y se suele asociar con una fobia a la oscuridad y a la soledad. De ahí que muchas madres dejen por la noche la habitación de su hijo entreabierta y con una luz baja.

NOSOFOBIA: fobia (v.) a padecer enfermedades: especialmente marcada en el caso del cáncer, la sífilis, el sida y enfermedades graves en general.

OBSESIÓN: ideas, pensamientos, imágenes o impulsos absurdos, falsos, ilógicos que el sujeto reconoce como carentes de sentido, pero que no puede dominar. Hay que hacer una distinción entre obsesiones patológicas y normales. Debemos llamar a estas últimas simplemente preocupaciones, es decir, situaciones complejas que en un momento determinado embargan nuestra vida y que requieren de nosotros una especial atención. Se resuelven con el paso del tiempo y con la aplicación de soluciones adecuadas.

ODONTOFOBIA: fobia (v.) a los dentistas.

PASIÓN: estado subjetivo afectivo vivido con una gran intensidad, que suele estar acompañado de algunos síntomas físicos (taquicardia, sudoración, sequedad de la boca, temblores, etc.) y en el cual puede que la razón diluya y deje paso a una afectividad impulsiva y sin brújula intelectual.

PERSONALIDAD: aquella estructura individual en la que se resumen los aspectos físicos (morfología corporal, altura, peso), biológicos, psicológicos, sociales, espirituales y culturales que van a tener una unidad actual y biográfica. En la personalidad hay que distinguir esencialmente dos geografías: carácter (v.) y temperamento (v.).

PSICASTENIA: término descrito por el médico francés Pierre Janet. Consiste en un descenso de la tensión psicológica que se va a manifestar en la imposibilidad para terminar las cosas, concluir las acciones o los pensamientos. Esto da lugar a una constante reiteración: hay que repetir todo con insistencia, obstinación, tozudez; como en el mito del *eterno retorno,* es un ir y venir asiduo, frecuente y periódico. Sus principales síntomas: inseguridad, duda, cansancio anterior al esfuerzo, falta de voluntad, retracción psicológica, introversión acusada y trastorno de la sexualidad (impotencia y frigidez).

PSICOPATOLOGÍA: aquella rama de la psiquiatría que estudia, ordena y sistematiza los principales síntomas psíquicos por áreas (véase Rojas, E.: *Psicopatología de la depresión,* Salvat, Barcelona, 1984).

PSICOTERAPIA: técnica a través de la cual una persona cede en su ansiedad o gana en seguridad en sí misma. El gran instrumento aquí es la *palabra* en dos vertientes: la palabra hablada (la que dice el propio enfermo) y la palabra escuchada (el discurso que el médico transmite a su paciente). Existen muchas técnicas de psicoterapia. Cualquier acto médico general, si es positivo, tendrá un fondo psicoterapéutico, lo que significa que el médico no está solo delante de una enfermedad, sino que está ante una persona enferma.

QUEROFOBIA: fobia (v.) a la alegría desbordante.

SENTIMIENTO: estado subjetivo indefinido que tiene siempre un tono positivo o negativo. A grandes rasgos existen sentimientos positivos y negativos, pero no hay sentimientos neutros. Se puede establecer una clasificación de los sentimientos (véase Rojas, E.: *El laberinto de la afectividad,* Espasa-Calpe, Madrid, 1988, capítulo II).

SIDAFOBIA: fobia (v.) a padecer el sida. Muchas veces se asocia esta fobia a la sifilofobia (v.).

SIFILOFOBIA: fobia (v.) a padecer enfermedades de transmisión sexual, especialmente la sífilis.

SOCIOTERAPIA: técnica de tratamiento a través de la cual

se trata de modificar, cambiar o ampliar el medio social del enfermo, abriéndole nuevas perspectivas y buscando apoyo, comprensión e intercambio con personas más o menos afines.

SUICIDIO: conducta autodestructiva a través de la cual un sujeto atenta contra su vida. La mayoría de los intentos de suicidio son de naturaleza depresiva. El denominado *suicidio filosófico* es una pieza de museo en la clínica, ya que detrás de esos gestos y actos autolesivos laten fuertes tensiones emocionales melancólicas (véase Rojas, E.: *Estudios sobre el suicidio*, Salvat, Barcelona, 1984).

TANATOFOBIA: fobia (v.) a la muerte.

TEMPERAMENTO: aquella parte de la personalidad más heredada, más transmitida genéticamente. El temperamento es difícil de modificar mediante la psicoterapia, ya que tiene un fondo rocoso, pétreo. Puede ser modificado mediante una psicofarmacoterapia.

TOXIFOBIA: fobia (v.) a los venenos.

TRAFICOFOBIA: fobia (v.) a quedar atrapado en un caos de tráfico de una gran ciudad.

XENOFOBIA: fobia (v.) a los extranjeros.

ZOOFOBIA: fobia (v.) a los animales en general.

BIBLIOGRAFÍA

Andrew, G.: *Controversies in anxiety disorders*. Edited by RM Papee: Guilford, Nueva York, 1996.

Ballus, C.: «Crisis de angustia», Symposium de la Sociedad Española de Psiquiatría, Rev. Dpto. Psiquiatría Fac. Medic. Barcelona, XIV, 5, 1987.

Beck, A. T.: «Beyond belief: a theory of modes, personality and psychopathology». En Salkovskis (ed.): *Frontiers of cognitive therapy*, Guilford, Nueva York, 2006.

Borkovek, T. D., Albel J. L.: «Effects of psychotherapy on comorbid conditions in generalized anxiety disorder», *J Consult Clin Psychol* 63, 479-483, 1995.

Burns, D. D.: *Feeling good: the new mood therapy*. Morrow, Nueva York, 2010.

Cloninger, C. R.: *Feeling good: the science of well being*, Oxford University Press, Nueva York, 2014.

Conde, V.: *Nuevos avances en el tratamiento de la ansiedad*, Congreso Nacional de Psiquiatría, Pamplona, 2009.

Fava, G. A. *et al.*: «Well being therapy of geralized anxiety disorder», *Psychother Psychosom* 74, 26-30, 2012.

González Infante, J. M.: «Trastornos afectivos y ansiedad», Jornadas de Actualización en Psiquiatría, Cádiz, mayo de 1988.

Gradillas, V. y Trujillo, J.: *Psiquiatría. Pruebas de autoevaluación,* Científico-Médica, Madrid, 1981.

Gray, J. S.: *The neurophsychology of anxiety,* Oxford University Press, Londres, 2002.

Hoff, H. y Ringel, E.: *Problemas generales de la medicina psicosomática,* Morata, Madrid, 1969.

Klein, D. F.: «Diagnosis of ansiety and differential use of antianxiety drugs», en *Drug treatment of mental disorders,* Simpson, Raven Press, Nueva York, 1987.

Pribram, K. H.: *Pshychological bases of emotion,* en *Handbook of clinical neurology,* Vinken & Bruyn, North-Holland, Ámsterdam, 1987.

Vallejo Ruilova, J.: «Trastornos por angustia». Del libro *Introducción a la psicopatología y la psiquiatría,* Masson, Barcelona, 2009.

Well, A.: *Cognitive therapy of anxiety disorders. A practice manual and conceptual guide,* Willey, Nueva York, 2007.

Zinbarg, R. E., Barlow, D. H.: «Structure of anxiety and anxiety disorders: a hierarchical model», *J Abnorm Psychol* 105, 181-193, 1996.

ANEXO

CUESTIONARIO DE ROJAS PARA VALORAR LA ANSIEDAD

Nombre .... N.º historia ....

Diagnóstico .... Edad .... Sexo ....

Estado civil .... N.º hijos .... Profesión ....

Instrucciones: conteste a las siguientes preguntas en relación con los síntomas que haya notado durante los últimos tres meses. Haga un círculo alrededor del *Sí* cuando haya notado ese síntoma; valore el grado de su *intensidad (I)* de 1 a 4 (1: intensidad ligera; 2: intensidad mediana; 3: intensidad alta; 4: intensidad grave, la más intensa).

Si no siente dichos síntomas, ponga un círculo alrededor del *No.*

1. SÍNTOMAS FÍSICOS	SÍ	NO	INTENSIDAD
1. Tiene palpitaciones o taquicardias (le late a veces rápido el corazón)	☐	☐	☐

1. SÍNTOMAS FÍSICOS	SÍ	NO	INTENSIDAD
2. Se ruboriza o se pone pálido	☐	☐	☐
3. Le tiemblan las manos, pies, piernas o el cuerpo en general	☐	☐	☐
4. Suda mucho	☐	☐	☐
5. Se le seca la boca	☐	☐	☐
6. Tiene tics (guiños o contracturas musculares automáticas)	☐	☐	☐
7. Nota falta de aire, dificultad para respirar, opresión en la zona del pecho	☐	☐	☐
8. Tiene gases	☐	☐	☐
9. Orina con mucha frecuencia o de forma imperiosa	☐	☐	☐
10. Tiene náuseas o vómitos	☐	☐	☐
11. Tiene diarreas, descomposiciones intestinales	☐	☐	☐
12. Se nota como un nudo en el estómago o en la garganta, le cuesta tragar	☐	☐	☐
13. Tiene vértigos, sensación de inestabilidad, de que puede caerse, desmayo	☐	☐	☐

1. SÍNTOMAS FÍSICOS	SÍ	NO	INTENSIDAD
14. Le cuesta quedarse dormido por las noches	☐	☐	☐
15. Tiene pesadillas	☐	☐	☐
16. Tiene sueño durante el día y se queda dormido sin darse cuenta	☐	☐	☐
17. Pasa temporadas sin apetito, sin querer comer casi nada	☐	☐	☐
18. Tiene ratos en que come excesivamente o cosas extrañas, incluso sin apetito	☐	☐	☐
19. Ha notado un menor interés por la sexualidad	☐	☐	☐
20. Ha notado un mayor interés por la sexualidad	☐	☐	☐

SUMA ....

2. SÍNTOMAS DE CONDUCTA	SÍ	NO	INTENSIDAD
1. Está siempre alerta, como vigilando o en guardia	☐	☐	☐

2. SÍNTOMAS DE CONDUCTA

	SÍ	NO	INTENSIDAD
2. Está irritable, excitable, responde exageradamente a los estímulos externos	☐	☐	☐
3. Rinde menos en sus actividades habituales	☐	☐	☐
4. Le resulta difícil o penoso realizar sus actividades habituales	☐	☐	☐
5. Se mueve de un lado para otro, como agitado, sin motivo	☐	☐	☐
6. Cambia mucho de postura, por ejemplo, cuando está sentado	☐	☐	☐
7. Gesticula mucho	☐	☐	☐
8. Le ha cambiado la voz o ha notado altibajos en sus tonos	☐	☐	☐
9. Se nota más torpe en sus movimientos o más rígido	☐	☐	☐
10. Tiene más tensa la mandíbula	☐	☐	☐
11. Tartamudea o cecea	☐	☐	☐
12. Se muerde las uñas o los padrastros. Se chupa el dedo o se los frota	☐	☐	☐

2. SÍNTOMAS DE CONDUCTA

	SÍ	NO	INTENSIDAD
13. Juega mucho con objetos, necesita tener algo entre las manos (bolígrafos, etc.)	☐	☐	☐
14. A veces se queda bloqueado, sin saber qué hacer o decir	☐	☐	☐
15. Le cuesta mucho o no está dispuesto a realizar una actividad intensa	☐	☐	☐
16. Muchas veces tiene la frente fruncida	☐	☐	☐
17. Tiene los párpados contraídos o las cejas arqueadas hacia abajo	☐	☐	☐
18. Tiene expresión de perplejidad, desagrado, displacer o preocupación	☐	☐	☐
19. Le dicen que está inexpresivo, como con la cara «congelada»	☐	☐	☐
20. Le irritan mucho los ruidos intensos o inesperados	☐	☐	☐

SUMA ....

3. SÍNTOMAS COGNITIVOS

	SÍ	NO	INTENSIDAD
1. Le inquieta el futuro, lo ve todo negro, difícil, de forma pesimista	☐	☐	☐
2. Piensa que tiene mala suerte y siempre la tendrá	☐	☐	☐
3. Cree que no sirve para nada, que no sabe hacer nada correctamente	☐	☐	☐
4. Los demás dicen que no es justo en sus juicios y apreciaciones	☐	☐	☐
5. Se concentra mal, con dificultad	☐	☐	☐
6. Nota como si le fallase la memoria, le cuesta recordar cosas recientes	☐	☐	☐
7. Le cuesta recordar cosas que cree saber o haber aprendido hace tiempo	☐	☐	☐
8. Está muy despistado	☐	☐	☐
9. Tiene ideas o pensamientos de los que no se puede librar	☐	☐	☐
10. Le da muchas vueltas a las cosas	☐	☐	☐

3. SÍNTOMAS COGNITIVOS

	SÍ	NO	INTENSIDAD
11. Todo le afecta negativamente, cualquier detalle o noticia	☐	☐	☐
12. Utiliza términos extremos: *inútil, imposible, nunca, jamás, siempre, seguro, etc.*	☐	☐	☐
13. Hace juicios de valor sobre los demás rígidos e intolerantes: *inútil, odioso, etc.*	☐	☐	☐
14. Se acuerda más de lo negativo que de lo positivo	☐	☐	☐
15. Le cuesta pensar, nota un cierto bloqueo intelectual	☐	☐	☐
16. Un pequeño detalle que sale mal le sirve para decir que todo es caótico	☐	☐	☐
17. Piensa que su vida no ha merecido la pena, que todo han sido injusticias o dolor	☐	☐	☐
18. Pensar en algo angustioso le conduce a pensamientos más angustiosos todavía	☐	☐	☐

3. SÍNTOMAS COGNITIVOS

	SÍ	NO	INTENSIDAD
19. Piensa en lo que haría en una situación difícil y cree que no podría superarla	☐	☐	☐
20. Cree que su única solución es un cambio realmente profundo o que es inútil	☐	☐	☐

SUMA ....

4. SÍNTOMAS ASERTIVOS

	SÍ	NO	INTENSIDAD
1. A veces no sabe qué decir ante ciertas personas	☐	☐	☐
2. Le cuesta mucho iniciar una conversación	☐	☐	☐
3. Le resulta difícil presentarse a sí mismo en una reunión social	☐	☐	☐
4. Le cuesta mucho decir «no» o mostrarse en desacuerdo con algo	☐	☐	☐
5. Intenta agradar a todo el mundo y siempre sigue la corriente general	☐	☐	☐

4. SÍNTOMAS ASERTIVOS   SÍ NO INTENSIDAD

6. Le resulta muy difícil hablar
de temas generales
e intrascendentes   ☐   ☐   ☐

7. Se comporta con mucha
rapidez, sin naturalidad,
en las reuniones sociales   ☐   ☐   ☐

8. Le resulta muy difícil hablar
en público, formular y
responder preguntas   ☐   ☐   ☐

9. Prefiere claramente la
soledad antes que estar
con desconocidos   ☐   ☐   ☐

10. Se nota muy pasivo o blo-
queado en reuniones sociales   ☐   ☐   ☐

11. Le cuesta expresar a los
demás sus verdaderas
opiniones y sentimientos   ☐   ☐   ☐

12. Intenta dar en público
una imagen de sí mismo
distinta a la real   ☐   ☐   ☐

13. Está muy pendiente de lo
que los demás puedan
opinar de usted   ☐   ☐   ☐

14. Se siente a menudo aver-
gonzado ante los demás   ☐   ☐   ☐

4. SÍNTOMAS ASERTIVOS   SÍ   NO   INTENSIDAD

15. Prefiere pasar totalmente desapercibido en las reuniones sociales   □   □   □

16. Le resulta complicado terminar una conversación difícil o comprometida   □   □   □

17. No tiene o utiliza poco el sentido del humor ante situaciones de cierta tensión   □   □   □

18. Está muy pendiente de lo que hace en presencia de personas de poca confianza   □   □   □

19. Prefiere no discutir ni quejarse a pesar de estar seguro de llevar la razón   □   □   □

20. Se avergüenza o incomoda por cosas que hacen los demás («vergüenza ajena»)   □   □   □

SUMA ....

TOTAL = 100

Explicación de la puntuación obtenida:

0-20:	Banda normal.
20-30:	Ansiedad ligera.
30-40:	Ansiedad moderada.
40-50:	Ansiedad grave.
50 o más:	Ansiedad muy grave.

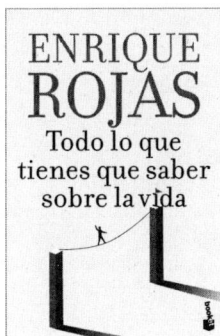

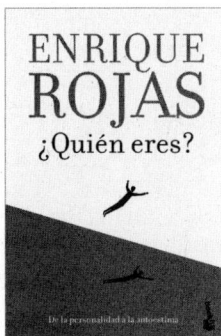

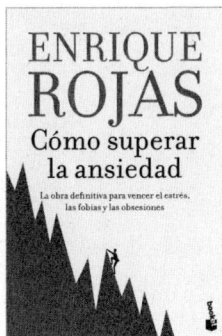

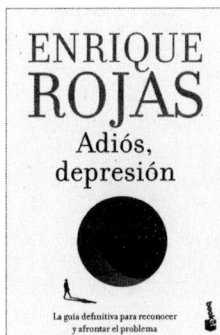

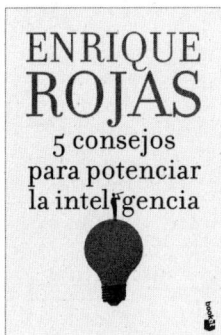

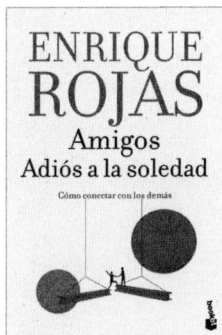

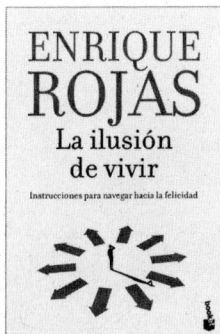

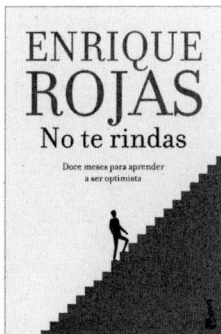

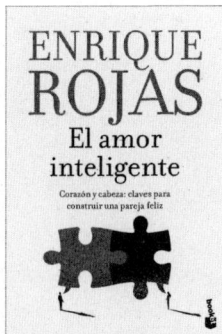

booket